Imran Pasha Mohammed
Bushra Naaz Fatima Jaleel
Naganandini Sampath

Tendências do cancro oral na Índia

Imran Pasha Mohammed
Bushra Naaz Fatima Jaleel
Naganandini Sampath

Tendências do cancro oral na Índia

ScienciaScripts

Imprint

Cover image: www.ingimage.com

This book is a translation from the original published under ISBN 978-3-330-33122-8.

Publisher:
Sciencia Scripts
is a trademark of
Dodo Books Indian Ocean Ltd. and OmniScriptum S.R.L publishing group

120 High Road, East Finchley, London, N2 9ED, United Kingdom
Str. Armeneasca 28/1, office 1, Chisinau MD-2012, Republic of Moldova, Europe
Printed at: see last page
ISBN: 978-620-8-21028-1

ÍNDICE :

INTRODUÇÃO

INTRODUÇÃO :

O corpo humano é constituído por triliões de células. Desde o ovo fertilizado até à morte na velhice, o ser humano é o produto de milhares de milhões de divisões celulares. Como em todos os sistemas complexos, o controlo do crescimento pode ficar fora de controlo, resultando na perda dos limites territoriais normais e no aparecimento de uma família de células que podem proliferar indefinidamente - o chamado crescimento canceroso. Não é apenas o crescimento local das células tumorais que as torna tão mortais, mas também a sua propagação, diretamente por invasão e por metástases para outras partes do corpo.

A prevalência do cancro varia frequentemente de forma notável entre diferentes grupos populacionais, varia amplamente de comunidade para comunidade e varia em diferentes comunidades na mesma localização geográfica devido às práticas e estilos de vida das pessoas que vivem nessa localização. Entre os vários cancros que afectam o corpo humano, o cancro da cavidade oral representa quase um terço de todos os cancros. [1]O cancro da cavidade oral é um dos dez cancros mais comuns em todo o mundo e apresenta diferenças geográficas acentuadas em termos de incidência.

Existem vários factores que se pensa serem responsáveis pelo desenvolvimento do cancro oral. Foi demonstrado que o consumo de tabaco, as próteses mal ajustadas, a má higiene oral, a sífilis, a alimentação inadequada, a subnutrição e a irritação crónica provocada por dentes ásperos ou partidos são mais comuns nos doentes com cancro oral.[2] No entanto, entre estes factores, o consumo de tabaco é o mais comum. Atualmente, há mais pessoas a consumir tabaco do que alguma vez houve na história da humanidade.

O tabaco é um dos produtos mais viciantes de todos, e a dependência do tabaco é uma doença progressiva, crónica e recorrente. O tabaco é o maior assassino, muito mais do que todas as outras formas de poluição. O tabaco mata mais pessoas do que a SIDA, as drogas legais e ilegais, os acidentes rodoviários, os homicídios e os suicídios em conjunto. Os fumadores têm um risco significativamente mais elevado de desenvolver vários tipos de cancro, doenças cardíacas e acidentes vasculares cerebrais, e o tabaco de mascar aumenta o risco de desenvolver cancro dos lábios, da língua e da boca.

O cancro oral é mais frequente nos casos em que a mastigação de bétel líquido, o consumo de bidis/cigarros, a utilização de outras formas de tabaco sem combustão e o consumo de álcool são elevados.[1] Bloodgood declarou em 1921: "Há provas irrefutáveis de que a irritação contínua e prolongada provocada pelo tabaco, seja qual for a sua forma, é o principal fator de desenvolvimento de uma lesão que pode depois evoluir para cancro.[3] Um grupo de trabalho da Agência Internacional de Investigação sobre o Cancro (IARC) concluiu que existem provas suficientes de uma associação entre a mastigação de bétel líquido em combinação com o consumo de tabaco (mascar ou fumar) e o cancro oral.[4]

Ao longo dos anos, mascar tabaco de mascar betel tornou-se parte integrante do património cultural e religioso hindu, sendo comum que os ingredientes do tabaco de mascar betel sejam oferecidos aos convidados em eventos religiosos hindus. Em 1966, num estudo abrangente sobre o cancro oral e faríngeo no Sudeste Asiático, Hirayama concluiu que o tabaco de mascar, especialmente o tabaco de mascar com uma mistura de cal, desempenha um papel importante na etiologia do cancro oral, causando cancro no local onde o líquido de bétel é normalmente guardado.1 Vários estudos realizados na Índia demonstram que o fumo e o tabaco de mascar actuam sinergicamente na carcinogénese oral e que as pessoas com hábitos mistos representam uma população de risco significativa.[1]
Num país em desenvolvimento como a Índia, o segundo país mais populoso do mundo, a saúde é uma questão importante. Isto é especialmente verdade para a população rural. A iliteracia, a ignorância, a pobreza, a falta de sensibilização, a falta de acesso a instalações de tratamento, incluindo medidas preventivas, e a distribuição desigual das instalações de saúde tornam o problema numa questão de saúde pública muito mais complicada e complexa. O cancro da cavidade oral é um importante problema de saúde na Índia (15-70% de todos os cancros diagnosticados ocorrem na cavidade oral).[4] O tratamento do cancro da cavidade oral (cirurgia, radioterapia e quimioterapia) está frequentemente associado a uma grave perda de função e desfiguração, bem como a uma maior morbilidade e mortalidade, o que pode levar à depressão psicológica e a uma redução da qualidade de vida. No entanto, a maioria dos casos poderia provavelmente ser evitada através de uma mudança de comportamento adequada ou, pelo menos, o diagnóstico precoce da doença e o tratamento imediato podem aumentar a esperança de vida das pessoas afectadas.
O cancro da cavidade oral é o tipo de cancro mais comum na Índia, sendo que 4 em cada 10 cancros são cancros da cavidade oral. Todos os anos, 130 000 pessoas na Índia são diagnosticadas com cancro da cavidade oral, o que corresponde a cerca de 14 mortes por hora. A razão para a elevada prevalência do cancro da cavidade oral na Índia deve-se principalmente ao consumo de tabaco sob a forma de guttka, quid, rapé ou misri. O aumento do consumo de tabaco na Índia, onde vivem 40% dos fumadores do mundo, contribuiu para esta tendência. Em comparação, o cancro oral representa cerca de 13% de todos os cancros nos EUA, o que equivale a 30 000 novos casos por ano.[5]
Recentemente, tem-se verificado uma tendência para o aumento da incidência de cancro oral em adultos jovens. Este aumento é observado apenas nos doentes com cancro da língua. 60-80% dos doentes na Índia têm doença avançada, em comparação com 40% nos países industrializados. A deteção precoce não só melhoraria a taxa de cura, como também reduziria os custos e a morbilidade associados ao tratamento. A prevalência da fibrose submucosa na cavidade oral está a aumentar, especialmente nos jovens, e é causada pela guttaka, um alimento produzido industrialmente. Os factos acima referidos mostram que o número de casos de cancro está, de um modo geral, a aumentar na Índia e que é mais do que tempo de os responsáveis pelo planeamento, os activistas sociais e o governo darem a devida importância à prevenção, ao diagnóstico

precoce, ao tratamento e à reabilitação destas populações.[5]
[6]O cancro desenvolve-se, como diz simplesmente Weinberg (1998), a partir de "uma célula rebelde" e quando "as células ficam fora de controlo".
A origem do termo "cancro" remonta aos escritos do antigo médico e filósofo grego Hipócrates, que utilizou a palavra (grega) "carcinoma" para descrever o cancro. Existem quatro componentes do cancro: a topografia (localização anatómica), a morfologia (tipo de célula), a diferenciação e o estádio do tumor.
O termo "cancro" é utilizado para designar um amplo espetro de doenças - quase todas as células do corpo podem causar uma forma específica de cancro, mas cada tipo de célula pode também dar origem a várias formas de cancro. [7]Por conseguinte, os cancros são classificados, em primeiro lugar, pelo seu sítio ou localização anatómica e, em segundo lugar, pelo seu tipo de célula. [8]O sistema normalizado reconhecido para a codificação das sub-localizações e da morfologia do cancro, tal como acontece com todas as doenças, é a Classificação Internacional de Doenças e Problemas Relacionados com a Saúde (CID) da Organização Mundial de Saúde (OMS), que fornece uma série de códigos de definição, cuja décima revisão (CID-10) está agora disponível (OMS, 1992) . Existe também uma Classificação Internacional de Doenças para Oncologia (CID-O), cujas segunda e terceira edições foram revistas.[7,9]

Definição de cancro oral :

[10]Existem numerosas definições de cancro da cavidade oral, principalmente com base no debate sobre a codificação dos locais anatómicos a incluir na classificação da doença. No entanto, o debate pode ser mais profundo do que a codificação dos sítios por epidemiologistas e patologistas. Os próprios anatomistas não parecem estar de acordo quanto à definição dos termos "cavidade oral", "boca" e "orofaringe". Em geral, considera-se que a cavidade oral (ou boca) se estende desde os lábios até às pregas palatinas. A parte inferior contém o pavimento da boca e a língua, enquanto a parte superior contém o palato duro. A mucosa bucal reveste as bochechas desde o bordo dos lábios na parte da frente até à prega palatina na parte de trás. Os tecidos moles que delimitam os dentes são as gengivas. A mucosa dos tecidos moles é constituída por um epitélio escamoso, cujo grau de queratinização varia ao longo da cavidade oral. A orofaringe situa-se atrás da cavidade oral e é delimitada superiormente pela parte posterior do palato mole e inferiormente pelo bordo superior da epiglote (sem a epiglote propriamente dita). O terço posterior da língua e o istmo do palato situam-se na parte anterior e a parede da orofaringe na parte posterior. A abóbada palatina e as amígdalas situam-se lateralmente.[11]

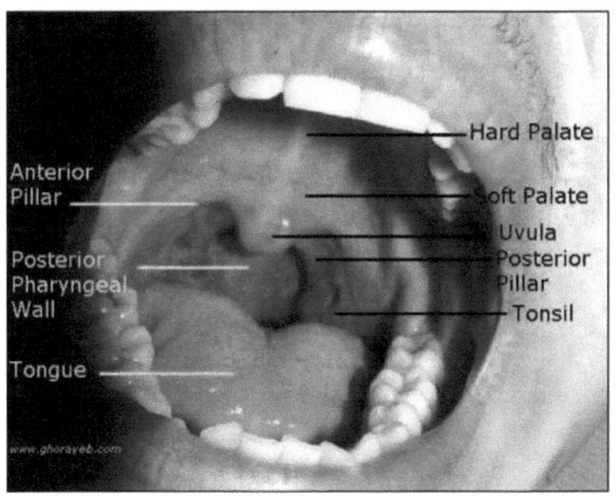

Embora estas sejam definições geralmente aceites, não são sistematicamente definidas desta forma. Os "principais" textos anatómicos parecem ser bastante vagos nas suas descrições da boca ou cavidade oral em relação à sua interface com a orofaringe. [11]*O Gray's Anatomy* descreve a fronteira entre a cavidade oral e a orofaringe como as pregas palatinas e os "dois terços anteriores da língua" como a parte inferior da cavidade oral com o pavimento da boca. [12]*O Textbook of Anatomy de Cunningham* descreve a fronteira entre a cavidade oral e a orofaringe como o "istmo das gengivas" formado pelo palato mole, os arcos platoglossal e palatofaríngeo e o dorso da língua. Finalmente, *o Textbook of Anatomy de Hollinshead* faz apenas uma menção limitada ao aspeto posterior da boca, descrevendo o palato mole como a borda posterior e a "maior parte da língua" e a mucosa do assoalho da boca como os aspectos posteriores inferiores.[13]
Aparentemente, a interface entre a cavidade oral e a orofaringe não é definida de forma uniforme. Embora isto possa parecer algo arbitrário, parece ser um problema anatómico fundamental que tem sido negligenciado dada a importância dos locais de codificação. [14]Além disso, o epitélio não distingue histologicamente os tecidos da cavidade oral e da orofaringe. É claro que não devemos esquecer que o cancro não conhece fronteiras anatómicas e que o seu local de origem se sobrepõe frequentemente a várias zonas e não pode ser especificado. É óbvio que a cavidade oral e a orofaringe também fazem parte do continuum do trato aerodigestivo. Isto toca o debate nos círculos anatómicos sobre o carácter "estrutural" versus "funcional". As definições funcionais ou fisiológicas não distinguem entre a cavidade oral e a orofaringe.[15]

Consequentemente, a definição de cancro da cavidade oral também é diferente. [16]O cancro da cavidade oral é frequentemente considerado um tumor maligno (geralmente um carcinoma de células escamosas (CCE)) do lábio, da boca (cavidade oral) e da boca e garganta . O tumor pode ser um carcinoma da mama, um carcinoma da próstata ou um carcinoma da próstata.

O cancro da cavidade oral é um cancro que se desenvolve na cavidade oral. Também é geralmente definido como um cancro maligno (invasivo), geralmente um carcinoma de células escamosas, ou seja, um cancro que começa nas células epiteliais escamosas que

revestem o tecido superficial. Os principais subgrupos anatómicos do cancro oral são os lábios, a cavidade oral e a orofaringe. A cavidade oral inclui normalmente os dois terços anteriores da língua, as gengivas superior e inferior, a mucosa das bochechas e dos lábios (mucosa oral), o pavimento da boca por baixo da língua, a parte "óssea" superior da boca (palato duro) e a pequena área por detrás dos últimos dentes (do siso) (trigono retromolar). A orofaringe inclui a parte posterior da faringe e a parte posterior "mole" da parte superior da boca (palato mole), o terço posterior da língua (base da língua) e as amígdalas (Instituto Nacional do Cancro).
Consequentemente, a definição de cancro da cavidade oral também varia. O cancro da cavidade oral é frequentemente considerado como um tumor maligno (geralmente um carcinoma de células escamosas (CCE)) do lábio, da boca (cavidade oral) e da boca e garganta (Slootweg e Eveson, 2005). Esta situação é geralmente definida pelos seguintes grupos de diagnóstico de cancro da CID: locais intra-orais (C00-C06 da CID-10), orofaringe (C09-10) e outros locais não especificados do lábio, cavidade oral e faringe (C14). No entanto, a glândula parótida e outras glândulas salivares principais (C08-09), a nasofaringe (C11), o seio piriforme (C12) e a hipofaringe (C13) são geralmente excluídos (Quadro 1) (OMS, 1992).

CID-10	equivalente à CID-9	Descrição da página
COO	1400-1409	Lábio
C01	141	Base da língua
C02	141.1-141.9	Outras partes do discurso e não especificadas
CO3	1430-1439	Pastilhas elásticas
004	144 0-1449	Fundo de boca
C05	145.2-145.5	Palácio
C06	145.0-145.1,145.6-145.9	Outras partes da boca e não especificadas
C09	146.0-146.2	Amêndoa
C10	146 3-1469	Orofaringe
C14	149.0-149.9	Outros locais não especificados no lábio, CO e faringe

Quadro:l Códigos da CID para tumores malignos considerados como cancro da cavidade oral ou cancro da boca e da faringe.

[17]**Factores de risco** - são definidos como factores ambientais, comportamentais ou biológicos confirmados no tempo que, quando presentes, aumentam diretamente a probabilidade de ocorrência de uma doença ou patologia e, inversamente, quando ausentes ou eliminados, diminuem essa probabilidade . Factores de proteção - São o oposto dos factores de risco; quando presentes, reduzem diretamente a probabilidade de ocorrência de uma doença ou patologia e, inversamente, quando ausentes ou eliminados, aumentam essa probabilidade. Em contraste com os factores etiológicos, são considerados salutogénicos. [17]No passado, o termo "determinantes de risco" era utilizado - separadamente dos factores de risco - para definir caraterísticas sociais e

demográficas ou caraterísticas contextuais. [18]São considerados separadamente porque são factores que expõem mais o indivíduo aos "factores de risco" e são considerados menos modificáveis. No entanto, estes determinantes são examinados, analisados e interpretados da mesma forma, pelo que a distinção é bastante tautológica.

Factores de risco para o cancro oral :

Os factores de risco estabelecidos mais importantes incluem o consumo de tabaco e de álcool, bem como uma combinação destes comportamentos. Outros possíveis factores de risco incluem a infeção pelo papilomavírus humano (HPV), embora não existam atualmente provas suficientes para o vírus do herpes simplex (HSV) e o consumo de gordura. O fator de proteção estabelecido para o cancro oral é o consumo de fruta e legumes frescos. Outros possíveis factores de proteção são a vitamina C, a vitamina E e o beta-caroteno, enquanto o efeito protetor do consumo de fibras não foi suficientemente comprovado.

Consumo de tabaco :

O consumo de tabaco é amplamente reconhecido como o maior e mais dominante fator de risco para o cancro oral. A estimativa de Rothman, segundo a qual cerca de 75% de todos os casos de cancro oral são atribuíveis ao tabaco, é frequentemente citada. [19,20]No entanto, os dados com base nos quais esta estimativa foi calculada referem-se aos efeitos combinados do consumo de álcool e de tabaco. O tabaco pode ser fumado ou não fumado, e o seu consumo varia em todo o mundo.

Nos países "ocidentais": Na Europa, nos EUA, na Austrália e no Japão, fuma-se sobretudo cigarros, charutos e cachimbos, enquanto o tabaco de mascar e o rapé não são raros, sobretudo nos EUA e na Suécia (Escandinávia).

Embora o consumo de cigarros seja elevado e esteja a aumentar nos países asiáticos, as formas tradicionais de fumar, incluindo o bidi, são também predominantes; as formas sem fumo incluem os líquidos de noz de bétel (pan) e a gutka .[21]

Cada um destes comportamentos engloba muitas dimensões e aspectos que são potencialmente importantes para influenciar o efeito do tabaco como fator de risco para o cancro oral. Estes incluem, entre outros: Tipo de tabaco, padrão, frequência e duração do uso, e combinação com outros ingredientes. Para as formas fumadas, é necessário ter em conta outros aspectos: o tipo de filtro utilizado, os efeitos do fumo ambiental do tabaco ou do fumo passivo, as consequências de deixar de fumar e a combinação com marijuana. [21]Para as formas sem fumo, as considerações adicionais mais importantes são a combinação e a formulação com outros ingredientes, incluindo a folha de bétel, a cal apagada, as especiarias e a noz de areca. [22]O tabagismo expõe a cavidade oral a mais de 60 agentes cancerígenos, incluindo hidrocarbonetos aromáticos policíclicos (PAH), aldeídos e nitrosaminas, que foram avaliados pelo Centro Internacional de Investigação do Cancro (IARC) e para os quais existem "provas suficientes de carcinogenicidade", quer em animais de laboratório, quer em seres humanos. [23]Uma monografia recente da IARC, que tentou quantificar os efeitos do fumo do tabaco utilizando 16 estudos de caso-controlo e três estudos de coorte sobre o cancro oral, encontrou um risco mais elevado (OR 4,0-5,0) para o fumo do tabaco (todas as formas) . [24,25]Uma série de ingredientes habitualmente ingeridos em combinação com o tabaco sem combustão (nomeadamente o tabaco de bétel e a noz de areca) foram classificados pelo Centro Internacional de Investigação do Cancro como cancerígenos, tanto em combinação como individualmente. O tabaco de mascar e o rapé contêm N-nitrosaminas específicas do tabaco, que se revelaram cancerígenas quando ingeridas por via oral; o bétel líquido e a noz de areca contêm 3-(metilnitrosamino)-proprionitrilo, que é considerado um agente cancerígeno "provável".[25]

Fumar cigarros :

Em todo o mundo, foi repetidamente estabelecida uma relação positiva entre o fumo do cigarro e o cancro oral.

Fumar um charuto e um cachimbo :

Poucos estudos analisaram os efeitos do consumo de charutos ou cachimbos no risco de cancro oral. [26]Os dados de vários estudos de coorte, todos realizados nos EUA, sugerem que o aumento do risco de cancro da boca e da faringe associado ao consumo de charutos é 3 a 8 vezes superior. Os dados mais recentes do Estudo de Prevenção do Cancro II (CPS-II), realizado com mais de 500 000 homens, revelaram um aumento de quatro vezes na mortalidade por cancro oral associada ao consumo de charutos (foram registadas seis mortes).

Fumo de Bidi :

O risco estimado de cancro oral foi calculado como sendo três vezes superior para os fumadores de bidi em comparação com os não fumadores.[27]

Consumo asiático de tabaco sem combustão :

Isto é particularmente verdade no subcontinente indiano (Índia, Paquistão e Sudeste Asiático), onde o tabaco sem combustão, nas suas várias combinações de folha de bétel, noz de areca, lima e tabaco, foi identificado como um fator de risco para o cancro oral. Os produtos de tabaco sem combustão asiáticos incluem o betel líquido, o paan, o naswar, o nass e a gutka, e o seu consumo está amplamente associado às elevadas taxas de cancro oral na região.[21]

Álcool :

As provas epidemiológicas da relação entre o álcool e o cancro oral foram amplamente estudadas.

Combinação de tabaco e álcool :

É geralmente reconhecida uma forte relação sinérgica entre estes dois principais factores de risco.

Dieta e nutrição :

A importância da dieta e da nutrição no desenvolvimento do cancro oral é cada vez mais reconhecida.

Papilomavírus humano :

[28,29]Várias revisões avaliaram a ligação entre o papilomavírus humano (HPV) e o cancro oral, e as provas estão a aumentar. Até à data, foram identificadas mais de 100 estirpes diferentes de HPV. O HPV pode ser potencialmente transmitido através do contacto sexual, incluindo por via oral. Existem também fortes provas moleculares do papel do HPV (especialmente do HPV-16) na patogénese do cancro oral.

Outras infecções :

Na literatura, existe um grande número de outras infecções virais, fúngicas (Candida) e bacterianas associadas ao cancro oral. Outras infecções virais que podem estar associadas ao cancro oral incluem o vírus do herpes simplex (HSV). [30]Embora o vírus da imunodeficiência humana (VIH) e a síndrome da imunodeficiência adquirida que lhe está associada tenham sido associados a uma série de doenças malignas diferentes, incluindo o linfoma não Hodgkin e o cancro da pele, as provas sob a forma de estudos de séries de casos que o associam ao cancro oral (carcinoma de células escamosas) são limitadas. [31]Um grande estudo de coorte de ligação de registos revelou que o VIH estava fortemente associado ao sarcoma de Kaposi através de uma infeção oportunista subsequente com herpesvírus (HHV-8) . Utilizando métodos semelhantes, foi demonstrado que o VIH aumenta o risco de cancros associados ao HPV, incluindo o cancro da orofaringe.[32]

Doenças dentárias, higiene oral e enxaguantes bucais :

Mayne *et al* (2006) analisaram a maioria dos factores dentários associados a um risco acrescido de cancro oral. A partir de cinco estudos de caso-controlo, parece que uma saúde oral geralmente deficiente, medida pelo número de dentes em falta, está associada a um risco acrescido de cancro oral. [33]No entanto, esta conclusão não é consistente quando ajustada para o consumo de tabaco e álcool, e os factores socioeconómicos, que estão fortemente correlacionados com uma má saúde oral, raramente são considerados. [29]Outros potenciais factores orais identificados por Mayne *et al.* incluem dentes lascados, ásperos ou irregulares.

Factores médicos :

[34]No que diz respeito às doenças médicas, num grande estudo de coorte sueco de base hospitalar, verificou-se um risco acrescido de cancro da cabeça e do pescoço, especialmente de cancro da cavidade oral, da ordem de cinco vezes o excesso de risco (juntamente com o cancro do pulmão) nos alcoólicos. Neste estudo, quase 200.000 pacientes foram observados durante um período médio de 10 anos, entre 1965 e 1994. Este resultado é consistente com os dados apresentados anteriormente relativamente ao aumento dos riscos associados ao consumo elevado e prolongado de álcool.

Lesões potencialmente malignas :

[35]A literatura sobre lesões potencialmente malignas como fator de risco para o cancro da cavidade oral provém principalmente da literatura patológica e não de uma perspetiva epidemiológica, tendo sido recentemente revista por .

Segundo tumor primário (ou tumores múltiplos) :

[36, 29]Uma lesão oral primária de cancro existente é considerada um risco para o desenvolvimento de outro . As definições da OMS e da IARC de um segundo tumor primário são: síncrono - no prazo de seis meses após o diagnóstico do tumor primário num local oral diferente; e metacrónico - após seis meses do diagnóstico do tumor primário num local diferente ou após três anos no mesmo local.[36]

Registo de cancro :

[37]Jensen *et al.* , na sua definição de registo de cancro em nome do IARC, descrevem-no como a recolha sistemática, o armazenamento, a análise, a interpretação e a comunicação de dados sobre os indivíduos efectuada por uma organização de registo de cancro. Existem duas categorias principais de registos de cancro: os registos de cancro de base hospitalar e os registos de cancro de base populacional. Embora os registos hospitalares se concentrem na recolha de informações sobre doentes com cancro de um hospital específico, são utilizados principalmente para planear, gerir e monitorizar os recursos hospitalares e os serviços clínicos e são menos adequados para a epidemiologia, uma vez que, normalmente, não é possível definir a área de influência de um hospital com base na população. Em contrapartida, os registos de base populacional recolhem dados sobre todos os novos casos numa determinada área geográfica. Combinados com informações sobre a base populacional de onde provêm os doentes com cancro, estes dados podem ser utilizados para gerar estatísticas epidemiológicas úteis para fins de saúde pública, como a avaliação das necessidades da população, o desenvolvimento de serviços, a investigação da etiologia e o desenvolvimento e avaliação de medidas de prevenção do cancro. Apenas os registos de cancro de base populacional são aqui considerados em mais pormenor. Os campos de dados básicos incluídos no registo oncológico são: campos relacionados com o

doente, incluindo - data de nascimento, sexo e endereço/código postal; e campos relacionados com o tumor, incluindo - data de início, base do diagnóstico (por exemplo, microscópico), local do cancro, morfologia, comportamento e fonte de informação.[37] Registos de cancro sólidos garantem a validade, a exatidão e a fiabilidade dos dados de incidência. [38]Os requisitos de fiabilidade incluem a cobertura de toda a população por idade e sexo, o acesso universal a meios de diagnóstico, idealmente com confirmação histológica, e a comunicação atempada e completa de todos os casos recentemente diagnosticados ("casos incidentes") ao registo. [39]A eficácia e a fiabilidade dos registos de cancro dependem de muitos factores, como o diagnóstico, a codificação e a notificação exactos e atempados. Os registos de cancro centram-se no fornecimento de dados sobre a incidência e a sobrevivência do cancro e, ocasionalmente, de dados sobre a mortalidade - existe um debate em curso sobre os méritos relativos dos dados sobre a incidência e a mortalidade em termos de descrição do peso da doença, que é discutido na secção seguinte .[40]

[41]Os benefícios gerais da utilização dos registos de cancro na investigação epidemiológica foram documentados por Bain *et al.* (1997). Estas incluem: (i) o custo relativamente baixo, (ii) o número potencialmente elevado de pessoas na amostra do estudo, (iii) a cobertura da população, e (iv) a cobertura durante um longo período de tempo. O mesmo artigo descreve também as limitações destes dados de saúde recolhidos por rotina, que se relacionam principalmente com os factores que influenciam a qualidade dos dados, em particular a exaustividade, a exatidão e a atualidade dos dados. [37]Demonstrar uma elevada qualidade dos dados é outro pré-requisito para a utilização e interpretação dos dados dos registos, mas é importante não só promover uma elevada qualidade dos dados, como também tomar medidas activas para monitorizar e melhorar continuamente a qualidade . [40]A natureza iterativa e dinâmica dos dados dos registos oncológicos também deve ser tida em conta na avaliação da qualidade . Ponderando estes pontos fortes e fracos, parece que, apesar das suas potenciais limitações, os dados dos registos oncológicos não devem ser subestimados como uma ferramenta epidemiológica de primeira categoria para medir o impacto ou a "carga" do cancro na sociedade. Os estudos epidemiológicos descritivos realizados com base nos dados dos registos oncológicos permitem uma comunicação simples e clara de informações sobre o cancro, que podem ser utilizadas para formular hipóteses para uma investigação analítica mais aprofundada e para desenvolver e avaliar diretamente programas de prevenção.[42]

Medir o peso da doença do cancro :

O "peso" do cancro na sociedade é utilizado para descrever a quantificação epidemiológica da incidência do cancro na população. Trata-se de uma tarefa difícil, uma vez que o cancro é um problema complexo e multidimensional: tem um impacto nos indivíduos e nas suas famílias, nos cuidados de saúde primários e secundários e na sociedade em geral.[43]

[40]As recentes análises de Parkin (2OO6) descrevem os principais aspectos do debate em curso sobre os méritos relativos dos dados de incidência (dos registos de cancro) e das estatísticas de mortalidade (do registo civil) como medidas do risco individual de cancro. Salientam que os dados de mortalidade estão mais amplamente disponíveis do que os dados de incidência, mas que são particularmente limitados em muitos países em desenvolvimento e que os dados de mortalidade são menos exactos devido a causas de morte mal especificadas nas certidões de óbito. Os métodos de registo da mortalidade variam muito de país para país e a notificação da mortalidade só está normalizada até certo ponto. Enquanto medida comparativa do risco de doença, os dados de mortalidade são particularmente influenciados pelas diferenças nas taxas de sobrevivência, especialmente no caso dos cancros com taxas de sobrevivência mais elevadas. Por conseguinte, os dados são influenciados não só pelo risco de desenvolver cancro, mas também pela forma como o cancro pode ou não ser tratado e pelos resultados desse tratamento.

Em comparação, os dados de incidência dos registos de cancro contêm informações mais pormenorizadas sobre o doente e o seu cancro (incluindo, por exemplo, a localização, o subtipo histológico e o estádio) do que uma certidão de óbito. Ambas as revisões concluem que, embora os dados de mortalidade sejam uma medida do risco de morrer de cancro e, por conseguinte, a medida mais importante da incidência do cancro, a mortalidade tem uma utilidade limitada na caraterização da incidência global do cancro, uma vez que nem todas as pessoas que desenvolvem cancro morrem do mesmo. Na prática, os dados sobre a incidência fornecem a melhor medida global da incidência do cancro numa população. No entanto, quando os dados sobre a incidência não estão disponíveis, pode ser necessário adotar uma abordagem que combine dados sobre a mortalidade e a incidência para avaliar a incidência em diferentes grupos populacionais ao longo do tempo.

Incidência :

Os dados sobre a incidência do cancro são um conceito abstrato, na medida em que captam informações sobre o desenvolvimento do cancro num momento arbitrário da história natural do cancro, quando o diagnóstico é registado, em comparação com o resultado final da morte (ver acima). [44]No entanto, as taxas de incidência são talvez a medida mais clara da incidência do cancro a nível populacional e são frequentemente descritas e utilizadas indistintamente com o termo "carga do cancro". [17]A incidência do cancro é a taxa de novos casos numa população num determinado período de tempo, com um equilíbrio entre a frequência e a força dos factores causais ou preventivos e os factores genéticos, ambientais ou (potencialmente) sociais que actuam de forma sinérgica ou antagónica. Trata-se, portanto, de uma medida do risco de desenvolver cancro. Os dados sobre a incidência do cancro têm vários pontos fortes e limitações.

A principal vantagem das taxas de incidência em relação às taxas de mortalidade e de sobrevivência é o facto de permitirem comparações perspicazes do risco e da incidência do cancro entre populações, países e períodos de tempo. As taxas de mortalidade são

fortemente influenciadas pela eficácia do tratamento e pelo prognóstico, enquanto as taxas de sobrevivência estão relacionadas com o estádio do cancro no momento do diagnóstico, que também está relacionado com a sensibilização do público e dos profissionais e com o acesso aos cuidados de saúde.[45]
Muitos factores podem influenciar os dados relativos à taxa de incidência, incluindo a eficiência dos registos de cancro em termos de intensidade de diagnóstico, codificação e notificação. Estas limitações podem levar a uma subestimação ou sobreestimação da verdadeira incidência e podem afetar as comparações entre grupos populacionais e ao longo do tempo. A incidência é, por conseguinte, o método mais importante para quantificar a incidência de doenças na população. Para calcular a incidência, é necessário clarificar uma série de condições: (i) a definição de um caso - ou seja, uma pessoa diagnosticada com a doença em causa; (ii) a população de onde provém a pessoa a quem o caso diz respeito; e (iii) o período de tempo durante o qual os dados foram recolhidos.[46]
(i) A definição de caso em epidemiologia não é uma tarefa fácil e não corresponde necessariamente à definição clínica (de diagnóstico), uma vez que se baseia em testes de diagnóstico que são menos invasivos do que num contexto clínico. Além disso, a definição de caso deve ser normalizada (nos registos de cancro, os dados de incidência são geralmente codificados de acordo com a Classificação Internacional de Doenças, que codifica tanto o local anatómico como a histolopatologia). A definição de caso é também referida como a definição do "numerador", pelo que é importante que todos os casos sejam incluídos na população do estudo.[46]
[40]A definição de cancro do ponto de vista histológico coloca também sérios problemas, como refere Parkin (2OO6): Os patologistas definem a malignidade com base no grau dc invasão do tumor - que não é diagnosticado de forma uniforme e depende dos métodos de exame patológico.
(ii) A definição da população de risco, também designada por "denominador", é importante, uma vez que o número de casos, por si só, apenas fornece informações limitadas. Esta base populacional deve ser claramente definida e incluir todas as pessoas que vivem na zona em questão, ou seja, todas as pessoas potencialmente afectadas pelo cancro .[46]
(iii) a definição do período de tempo também é crucial, uma vez que as taxas de incidência variam ao longo do tempo e o tempo é um elemento essencial na definição e no cálculo da incidência.[46]
Os principais tipos de taxas de incidência são: taxas de incidência brutas, taxas de incidência padronizadas para a idade e taxas de incidência específicas para a idade, bem como taxas de incidência cumulativas ou risco ao longo da vida, que são consideradas sucessivamente.

Taxas brutas de incidência :

[17]A taxa de incidência "bruta", tal como definida por Last (2001), estima o número de casos que ocorrem por ano (e em geral) por 100.000 pessoas na população (equação 1).

As unidades de "incidência" são, por conseguinte, o tempo durante o qual uma pessoa está exposta ao risco (geralmente pessoas-ano). A pessoa-ano é um conceito importante em epidemiologia - é geralmente definido como
a soma do tempo gasto por cada participante (do estudo) em risco de doença .[46]

Equação 1 Cálculo da taxa bruta de incidência

Número de novos casos na
população num
determinado período
Taxa bruta de incidência por = ------------------------X 100,000
um número definido de 100.000 pessoas-ano em risco na população desse ano
durante esse período
o tempo

As taxas brutas de incidência são geralmente apresentadas separadamente para homens e mulheres, embora não seja normalmente tida em conta uma repartição por idade. [47]O desenvolvimento do cancro, tal como o da maioria das doenças, depende fortemente da idade, pelo que as taxas de incidência variam muito com a idade - se as diferenças na estrutura etária da população não forem tidas em conta, há um grande risco de serem distorcidas pela idade. Por conseguinte, a taxa bruta é fortemente influenciada pela estrutura demográfica etária da população. Se a estrutura etária da população se alterar ao longo do tempo, as taxas brutas não serão comparáveis durante esse período. Também não faria sentido comparar as taxas brutas entre diferentes áreas geográficas ou entre diferentes registos de cancro, onde a estrutura etária subjacente da população pode ser diferente. Por conseguinte, é importante ter em conta estas diferenças de idade. Para o efeito, procede-se à normalização das taxas em função da idade.[43]

Taxas de incidência padronizadas por idade :

Existem dois métodos principais de normalização: direto e indireto. A normalização direta tem em conta as diferenças na estrutura etária das populações, pelo que é utilizada para comparar as taxas de incidência entre diferentes populações ou dentro de uma mesma população ao longo do tempo. Assim, a taxa de incidência diretamente normalizada para um determinado tipo de cancro, período de tempo e população é a taxa de incidência global - todas as idades - por 100 000 pessoas-ano que ocorreria na população de referência normalizada utilizando as taxas de incidência específicas por idade para esse tipo de cancro, período de tempo e população.[42]

A normalização direta é calculada determinando as taxas de incidência (brutas) específicas por idade para cada grupo etário (normalmente uma faixa de 5 anos) e aplicando-as à população específica por idade de pessoas desse grupo etário específico numa população "padrão" fixa de 100 000 pessoas, obtendo-se uma incidência nesse grupo etário na população padrão. Estas taxas de incidência específicas por idade são depois adicionadas para obter a taxa de incidência global na população padrão (por

100.000). As taxas padronizadas por idade podem, por conseguinte, ser consideradas como uma média ponderada das taxas específicas por idade, com as ponderações derivadas da população padrão.[48]
A escolha da população padrão é, em certa medida, arbitrária; as duas "populações padrão" habitualmente utilizadas na epidemiologia do cancro são a "população padrão europeia" e a "população padrão mundial". A população padrão europeia representa a estrutura demográfica média dos países europeus. [42]A população padrão europeia representa a estrutura demográfica média dos países europeus, que foi avaliada em comparação com a população escocesa, tendo-se verificado que a população padrão europeia é largamente comparável à população escocesa em termos de homens, mas que a população escocesa tem mais mulheres nos grupos etários mais velhos. Este facto tem implicações na interpretação das taxas de incidência, uma vez que o cancro é mais comum nos grupos etários mais velhos. Por exemplo, as taxas de incidência brutas e as taxas de incidência europeias normalizadas por idade para os homens são semelhantes, mas para as mulheres idosas, as taxas de incidência normalizadas por idade são inferiores às taxas brutas - embora as diferenças nos cancros de baixa incidência não sejam significativas.[42]
[49]A composição demográfica média de todo o mundo é representada pela população mundial padrão, que é habitualmente utilizada na série global *"Cancer Incidence in Five Continents"* . Esta população padrão tem uma proporção mais elevada de jovens e uma proporção mais baixa de idosos do que a população padrão europeia e a população escocesa. [42]Harris e colegas (1998), examinando dados do Registo Escocês do Cancro, concluíram que, nos casos em que as taxas de cancro são mais elevadas nos grupos etários mais velhos, a utilização da população padrão mundial para normalizar as taxas de incidência subestimaria significativamente a incidência do cancro.
[45]A normalização indireta é o método alternativo e consiste em calcular o rácio entre o número total de cancros observados e o número total de cancros que seria de esperar se fossem aplicadas as taxas específicas por idade de uma população de referência normalizada. Este rácio é referido como a taxa de incidência normalizada.
[50,45]Tem havido um debate sobre qual o método de normalização mais adequado. [43]Em geral, o método utilizado depende da questão de investigação e dos dados disponíveis, mas não existem regras rígidas e rápidas. A normalização direta é mais adequada quando estão disponíveis dados de incidência específicos por idade e é o método mais utilizado para comparar taxas de incidência. [50]É também geralmente preferida por razões estatísticas, uma vez que minimiza o enviesamento . No entanto, não é adequada quando as populações de determinados grupos etários são muito pequenas, o que conduziria a taxas de incidência específicas por idade instáveis ou inexistentes. Nesses casos, deve recorrer-se à normalização indireta. Os métodos indirectos podem ser utilizados para comparar a incidência em pequenas subpopulações, por exemplo, comparando a incidência numa pequena área (por exemplo, uma região geográfica de um país) com a incidência esperada com base nas taxas específicas por idade de uma população maior (por exemplo, um país).[45]

Taxas de incidência por idade e sexo :

As taxas de incidência específicas por idade e por sexo referem-se às taxas de incidência estratificadas por idade e por sexo. [43]Constituem a base da análise epidemiológica descritiva dos dados sobre a incidência do cancro. [46]As taxas de incidência específicas por idade são calculadas separadamente para cada grupo etário (geralmente faixas de 5 anos), dividindo o número de novos casos nos grupos etários numa determinada população e período de tempo pelo número de pessoas-ano em risco nesse grupo etário na mesma população e período de tempo (e multiplicando por 100 000 para obter a taxa por 100 000) . Quando estas taxas de incidência específicas por idade são aplicadas à idade, obtém-se uma curva de incidência relacionada com a idade que pode fornecer informações importantes sobre a distribuição etária do cancro e, consequentemente, sobre a sua etiologia.[45]

As taxas de incidência são quase sempre discriminadas por género, de modo a apresentar taxas para homens e mulheres. Isto deve-se ao facto de a incidência da maioria dos cancros variar muito entre os sexos.

Risco cumulativo ou ao longo da vida :

[42,43, 46]Os termos "risco cumulativo" ou "risco ao longo da vida" e, por vezes, "taxa cumulativa" são frequentemente utilizados indistintamente e a sua utilização está bem descrita na literatura. Não se trata de uma "taxa", mas sim de uma percentagem. O risco cumulativo é um método alternativo de normalização direta que evita a utilização de uma população padrão e dá uma ideia do risco ao longo da vida. O risco cumulativo é o risco de uma pessoa desenvolver a doença em questão num determinado período de idade, na ausência de outras causas de morte. O período de idade ao longo do qual o risco é acumulado deve normalmente ser expresso como um "período de vida" - definido como 0-74 anos ou 0-64 anos. Este método tem uma série de vantagens, nomeadamente a facilidade de cálculo, a interpretação intuitiva do risco (em termos de interpretação da incidência como risco) e parece fornecer uma boa descrição do peso do cancro.

Programa de regressão Joinpoint :

O Joinpoint Regression Program, versão 3.0, é um software estatístico para análise de tendências que utiliza modelos joinpoint, ou seja, em que várias linhas de regressão diferentes são unidas nos "nós". As tendências do cancro indicadas nas publicações do NCI são calculadas utilizando o Joinpoint Regression Program para analisar as taxas calculadas pelo SEER. O software utiliza os dados de tendência (por exemplo, taxas de cancro) e ajusta o modelo de joinpoint mais simples que os dados permitem. O utilizador especifica o número mínimo e máximo de joinpoints. O programa começa com o número mínimo de pontos de junção (por exemplo, 0 pontos de junção, que é uma linha reta) e verifica se outros pontos de junção são estatisticamente significativos e devem ser adicionados ao modelo (até este número máximo). Desta forma, o utilizador pode testar se uma mudança de tendência aparente é estatisticamente significativa. É utilizado um método de permutação de Monte Carlo para os testes de significância. Os modelos podem incluir uma variação estimada para cada ponto (por exemplo, se as respostas forem taxas ajustadas à idade) ou utilizar um modelo de variação de Poisson. Além disso, os modelos podem ser lineares para o logaritmo da resposta (por exemplo, para calcular a variação percentual anual das taxas). O software também oferece a possibilidade de apresentar um gráfico para cada modelo de joinpoint, desde o modelo com o menor número de joinpoints até ao modelo com o maior número de joinpoints (Kim et al., 2001). Para o relatório, um modelo de joinpoint foi ajustado aos dados sempre que possível. É de notar que, sempre que existe uma forte tendência linear nos dados, os resultados do modelo com um joinpoint corresponderão exatamente aos do método de regressão linear.[51]

RESUMO

UMA VISÃO GERAL :

Em dezembro de 1981, o Conselho Indiano de Investigação Médica criou uma rede nacional de registos de cancro no âmbito do Programa Nacional de Registo do Cancro (NCRP). Esta medida surgiu na sequência da constatação de que havia uma necessidade urgente de reforçar os registos de cancro existentes e de criar novos registos em diferentes partes do país.

A recolha de dados teve início em 1 de janeiro de 1982 nos registos de cancro de base populacional (PBCR) em Bangalore, Chennai e Mumbai e nos registos de cancro de base hospitalar (HBCR) em Chandigarh, Dibrugarh e Thiruvananthapuram. A partir de 1986, foram criados mais dois registos de cancro de base populacional em Deli e Bhopal. No ano seguinte (1987), o ICMR criou, pela primeira vez, um registo de cancro rural de base populacional em Barshi, no estado de Maharashtra. Para alargar a avaliação dos cuidados prestados aos doentes com cancro, foram também criados, em 1984, registos hospitalares de cancro em Bangalore, Chennai e Mumbai.

Os dados de registo do cancro de base populacional podem ser utilizados para descrever a extensão da incidência do cancro na comunidade, para estudos etiológicos e para monitorizar e avaliar a eficácia das medidas de controlo do cancro. Os PBCR evoluíram gradualmente ao longo dos anos e existem atualmente 26 PBCR e 6 HBCR no âmbito da rede NCRP, como se pode ver no mapa: Bangalore, Barshi, Bhopal, Chennai, Deli, Mumbai, Distrito de Cachar, Distrito de Dibrugarh, Distrito Urbano de Kamrup, Estado de Manipur, Estado de Mizoram, Ahmedabad, Aurangabad, Calcutá, Kollam, Nagpur, Pune, Thiruvananthapuram, Estado de Sikkim .[52]

Os relatórios do Programa Nacional de Registo do Cancro de 1990-96, 199798, 1999-00, 2001-04, 2004-05 e 2006-08 sobre o cancro oral foram utilizados para explicar a evolução da situação do cancro oral na Índia.

TENDÊNCIAS DO CANCRO DA BOCA NA ÍNDIA

RESUMO DOS CANCROS RELACIONADOS COM A POPULAÇÃO

RELATÓRIO DO REGISTO PARA OS ANOS 1990-1996

(CÂNCER ORAL).

A taxa bruta, a taxa de incidência ajustada à idade e a proporção relativa de cancro em todos os cancros são apresentadas nos quadros 1 e 1(a).

LÍNGUA (ICD-9 : 141)

Números e incidência :

Registo	HOMENS	FEMININAS	
	N.º % RAAR	NR % R R AAR	M:F Rácio
Bangalore	3483 .4 93.5	88 0.8 >151 .0	4.0
Barshi	304.7 52.2	81. 010 0.6	3.8
Bhopal	2068 .1 28.8	261 .2 >151 .3	7.9
Chennai	5354 .7 65.1	1761 . 4131 .8	3.0
Delhi	12424 .7 46.0	3341 .3 >151 .9	3.7
Mumbai	14565 .0 75.7	4881 .815 2.3	3.0

CONSOLIDATED REPORT OF POPULATION BASED CANCER REGISTRY FOR THE YEAR 1990-1996.

TABLE:1:-Crude (CR) and Age Adjusted (AAR) Incidence Rate per 100,000 population: 1990-1996 – Males & Females Bangalore, Barshi, Bhopal, Chennai, Delhi, Mumbai.

	Bangalore				Barshi				Bhopal				Chennai				Delhi				Mumbai			
	M		F		M		F		M		F		M		F		M		F		M		F	
ICD-9	**CR**	**AAR**	**CR**	**AAR**	**CR**	**AAR**	**CR**	**AAR**	**CR**	**AAR**	**CR**	**AAR**	**CR**	**AAR**	**CR**	**AAR**	**CR**	**AAR**	**CR**	**AAR**	**CR**	**AAR**	**CR**	**AAR**
140	0.1	**0.1**	0.1	**0.2**	0.2	**0.3**	0.1	**0.1**	0.1	**0.2**	0	**0.1**	**0.3**	**0.3**	**0.2**	**0.3**	0.2	**0.4**	0.1	**0.1**	0.2	**0.3**	0.2	**0.3**
141	2.1	**3.5**	0.6	**1**	1.8	**2.2**	0.5	**0.6**	4.6	**8.8**	0.6	**1.3**	**3.7**	**5.1**	**1.3**	**1.8**	3.5	**6**	1.1	**1.9**	3.7	**5.7**	1.5	**2.3**
143	0.3	**0.5**	1.2	**2**	0.8	**1**	0.1	**0.1**	0.7	**1.2**	0.3	**0.6**	**0.7**	**1**	**0.8**	**1.1**	0.5	**0.9**	0.6	**1**	0.8	**1.2**	0.7	**1.1**
144	0.3	**0.4**	0	**0**	0.1	**0.1**	0	**0**	0	**0**	0	**0.1**	**0.6**	**0.8**	**0.1**	**0.1**	0.1	**0.2**	0	**0.1**	0.4	**0.5**	0.1	**0.1**
145	1.1	**1.8**	3.7	**6.1**	1.1	**1.3**	0.6	**0.8**	3.4	**5.9**	2.2	**4.3**	**3.4**	**4.6**	**3.6**	**4.8**	1.7	**3**	0.8	**1.5**	3.3	**4.5**	1.8	**2.6**

TABLE 1(a): %= Relative Proportion of Incident Cancers of oral cavity compared to All Sites, 1990-1996 – Males & Females Bangalore, Barshi, Bhopal, Chennai, Delhi, Mumbai.

	Bangalore		Barshi		Bhopal		Chennai		Mumbai		Delhi	
	M	**F**	**M**	**F**	**M**	**F**	**M**	**F**	**M**	**F**	**M**	**F**
ICD-9	**%**	**%**	**%**	**%**	**%**	**%**	**%**	**%**	**%**	**%**	**%**	**%**
140	0.15	0.12	0.63	0.13	0.63	0.16	0.33	0.25	0.32	0.23	0.3	0.08
141	3.4	0.75	4.7	1.04	4.7	8.11	4.71	1.42	5.03	1.8	4.74	1.29
143	0.53	0.39	2.04	0.13	2.04	1.22	0.86	0.89	1.13	0.9	0.74	0.65
144	0.44	0.04	0.16	0	0.16	0.04	0.74	0.09	0.49	0.08	0.16	0.05
145	1.81	4.63	2.98	1.31	2.98	5.91	4.3	3.96	3.9	2.41	2.36	0.96

Nos homens, o cancro da língua é um dos dez cancros mais comuns em todos os registos. No entanto, nas mulheres, não se encontra entre os dez cancros mais comuns em nenhum dos registos e representa cerca de 1 a 2% de todos os cancros nas mulheres. O rácio entre homens e mulheres situava-se entre 3 e 4 em todos os registos, exceto em Bhopal, onde o rácio entre homens e mulheres era muito elevado, quase 8. O cancro da base da língua representou mais de 80% de todos os casos de cancro da língua nos homens em Bangalore, Barshi, Bhopal e Deli, enquanto a proporção foi ligeiramente inferior em Chennai e Mumbai.

Distribuição etária - homens: A incidência do cancro da língua começa a aumentar a partir da terceira ou quarta década de vida e atinge o seu pico por volta dos 55 anos de idade. Nas mulheres, as taxas são mais baixas e a doença começa ligeiramente mais tarde do que nos homens.

Verifica-se que o valor de referência anual flutua ao longo dos anos, com os valores em Bhopal a diminuir. No entanto, não se observa uma tendência ascendente em nenhuma das zonas de autorização para estes dados.

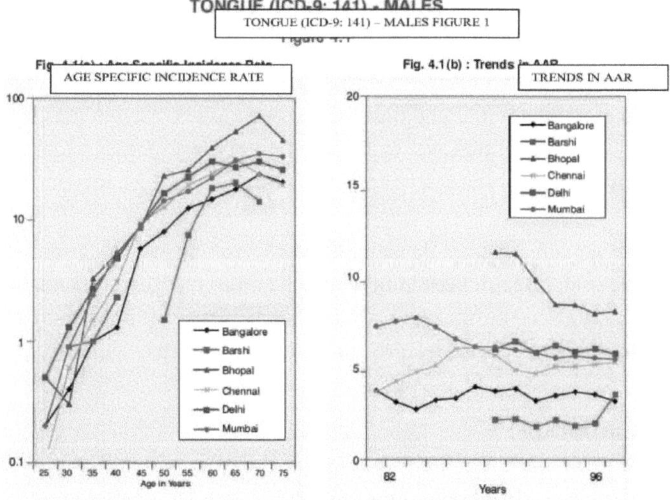

CAVIDADE ORAL (ICD-9: 143-145) - HOMEM

Estes incluem os itens 143 (gengivas), 144 (pavimento da boca) e 145 (outras partes da boca e partes não especificadas) da CID.

Números e incidência :

Registar	Não	%	R	RM	Rácio M:F
Bangalore	284	2.9	12	2.7	0.4
Barshi	33	5.2	4	2.4	3.0
Bhopal	182	7.2	3	7.3	1.8
Chennai	671	5.9	4	6.4	1.1
Delhi	854	3.3	9	4.1	2.0
Mumbai	1601	5.5	4	5.7	1.7

Exceto em Bangalore e Deli, o cancro da cavidade oral é um dos cinco tipos de cancro mais comuns nos homens. Ao contrário do cancro da língua, o rácio entre homens e mulheres é muito mais baixo em Bangalore, com 0,4, e quase o mesmo em Chennai. O rácio mais elevado em Barshi pode ser explicado por um número mais baixo.

Distribuição por idade

A distribuição etária é semelhante à da maioria dos cancros em adultos, com o aumento das taxas a começar na terceira década de vida e a atingir o pico na sétima ou oitava década de vida. O gráfico mostra que as taxas nos homens em Bangalore são mais baixas do que nas mulheres em Bangalore, em comparação com os outros registos.

Tendências temporais :

As linhas de tendência das listas anteriores indicam um declínio; o declínio em Barshi pode dever-se ao número reduzido.

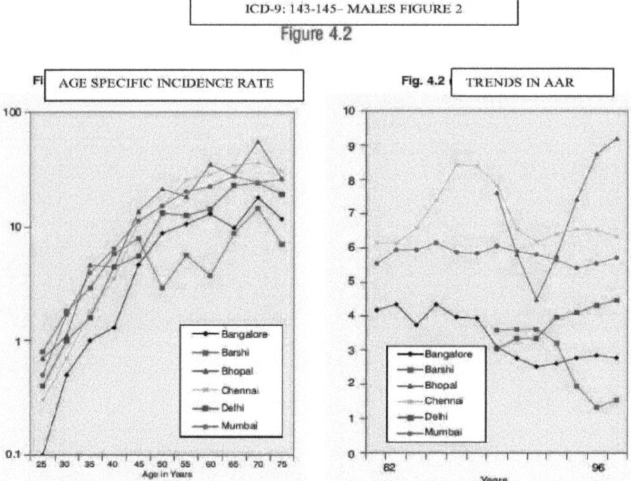

CAVIDADE ORAL (ICD-9: 143-145) - FÊMEA

Estes incluem os itens 143 (gengivas), 144 (pavimento da boca) e 145 (outras partes da boca e partes não especificadas) da CID.

Números e incidência

Registar	Não	%	R	RAA
Bangalore	726	6.2	3	8.1
Barshi	11	1.4	5	0.9
Bhopal	104	4.6	4	5.1
Chennai	610	4.9	6	6.0
Delhi	427	1.7	13	2.5
Mumbai	919	3.4	5	4.2

Exceto em Deli, os cancros da cavidade oral encontram-se entre os cinco ou seis cancros mais comuns. As diferenças na classificação e nas taxas entre homens e mulheres são particularmente marcantes em Bangalore.

Distribuição por idade

O aumento das taxas específicas por idade, especialmente em Bangalore, começa no início dos vinte anos e atinge o pico na sétima década.

Tendências temporais

Tanto em Bangalore como em Chennai, a taxa deste tipo de cancro parece ter diminuído desde o início dos registos em 1982.

ICD-9; 143-145- FEMALES FIGURE 3

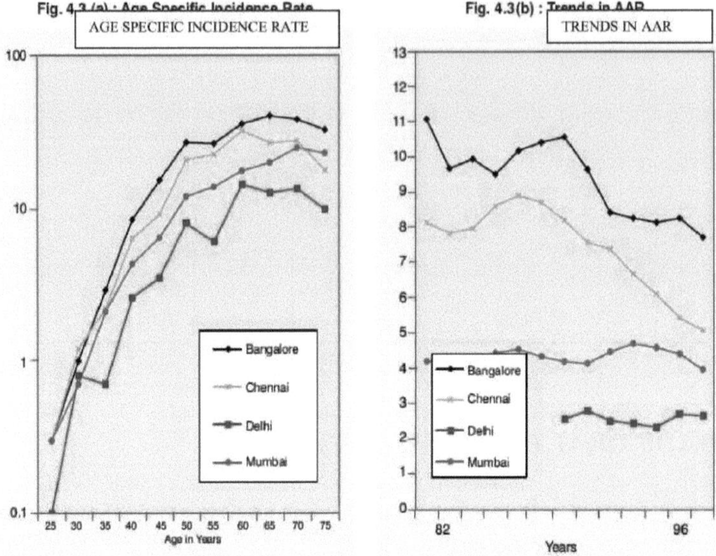

RELATÓRIO DO REGISTO PARA O ANO DE 1997-1998

(CÂNCER ORAL).

A taxa bruta, a taxa de incidência ajustada à idade e a proporção relativa de cancro em todos os cancros são apresentadas nos quadros 2 e 2(a).

Com base nos dados do relatório do PNRC de 1997-1998, foram obtidos os seguintes resultados.

O cancro da cavidade oral é um dos dez cancros mais comuns nos homens e o terceiro cancro mais comum nas mulheres em Bangalore PBCR.

O cancro oral ocupa o quinto lugar entre homens e mulheres em Barshi.

O cancro da cavidade oral foi o segundo cancro mais comum nos homens e o terceiro mais comum nas mulheres em Bhopal.

O cancro da cavidade oral foi o quarto cancro mais comum nos homens e o sexto mais comum nas mulheres em Chennai.

O cancro da cavidade oral foi o sétimo cancro mais comum entre os homens em Deli.

O cancro da cavidade oral foi o quarto cancro mais comum nos homens e o quinto mais comum nas mulheres em Bombaim.

CONSOLIDATED REPORT OF POPULATION BASED CANCER REGISTRY FOR THE YEAR 1997-1998.

TABLE:2:-Crude (CR) and Age Adjusted (AAR) Incidence Rate per 100,000 population: 1997-1998 – Males & Females Bangalore, Barshi, Bhopal, Chennai, Delhi, Mumbai.

	Bangalore				Barshi				Bhopal				Chennai				Delhi				Mumbai			
	M		F		M		F		M		F		M		F		M		F		M		F	
ICD-9	**CR**	**AAR**	**CR**	**AAR**	**CR**	**AAR**	**CR**	**AAR**	**CR**	**AAR**	**CR**	**AAR**	**CR**	**AAR**	**CR**	**AAR**	**CR**	**AAR**	**CR**	**AAR**	**CR**	**AAR**	**CR**	**AAR**
140	0.09	**0.15**	0.08	**0.13**	0.19	**0**	0.21	**0.29**	0.29	**0.74**	0.08	**0.16**	0.24	**0.3**	0.18	**0.26**	0.19	**0.32**	0.08	**0.14**	0.19	**0.28**	0.11	0.19
141	1.96	**3.27**	0.67	**1.21**	0.97	**1.13**	0.42	**0.49**	5.03	**10.29**	1.12	**2.27**	4.56	**5.9**	1.31	**1.72**	3.11	**5.35**	1.14	**2.09**	3.37	**5.51**	1.65	2.7
143	0.22	**0.4**	0.98	**1.83**	0.97	**1.2**	0.84	**1.04**	0.72	**1.43**	0.88	**1.86**	0.69	**0.94**	0.8	**1.06**	0.65	**1.1**	0.38	**0.67**	0.92	**1.45**	0.86	1.38
144	0.3	**0.52**	0.1	**0.15**	0	**0**	0	**0**	0.07	**0.14**	0	**0**	0.57	**0.68**	0.05	**0.06**	0.06	**0.1**	0.06	**0.11**	0.32	**0.54**	0.05	0.09
145	1.35	**2.3**	2.94	**5.1**	1.55	**1.76**	0.63	**0.77**	5.1	**8.62**	2.88	**5.42**	3.25	**4.3**	3.32	**4.41**	2	**3.27**	0.94	**1.54**	2.48	**3.65**	1.87	2.96

TABLE 2(a): %= Relative Proportion of Incident Cancers of oral cavity compared to All Sites, 1997-1998 – Males & Females Bangalore, Barshi, Bhopal, Chennai, Delhi, Mumbai.

	Bangalore		Barshi		Bhopal		Chennai		Mumbai		Delhi	
	M	**F**	**M**	**F**	**M**	**F**	**M**	**F**	**M**	**F**	**M**	**F**
ICD-9	%	%	%	%	%	%	%	%	%	%	%	%
140	0.16	0.11	0.52	0.47	0.46	0.13	0.27	0.17	0.28	0.13	0.27	0.09
141	3.44	0.93	2.59	0.95	8.04	1.8	5.26	1.29	4.84	1.95	4.26	1.32
143	0.39	1.35	2.59	1.9	1.15	1.41	0.79	0.79	1.32	1.01	0.89	0.44
144	0.52	0.14	0	0	0.11	0	0.66	0.05	0.45	0.06	0.08	0.07
145	2.37	4.05	4.15	1.42	8.15	4.63	3.75	3.28	3.56	2.21	2.73	1.08

Proporção de itens específicos do tabaco em todos os cancros relacionados com o tabaco

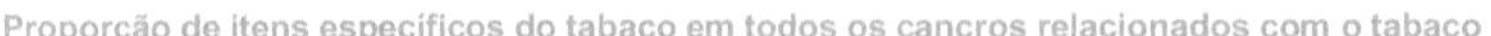

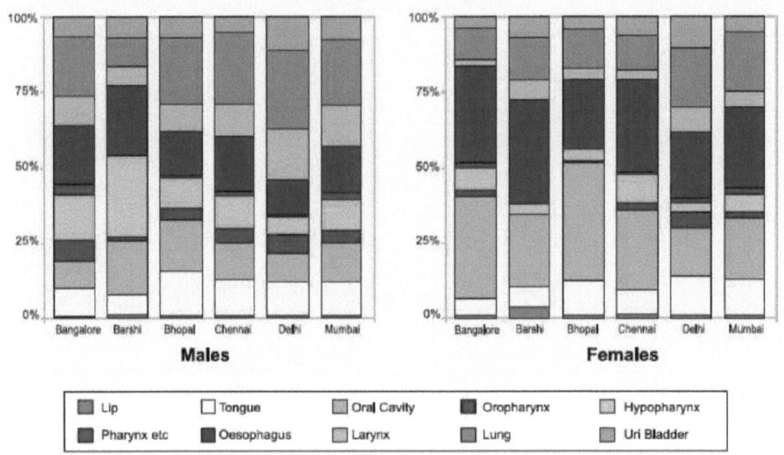

RELATÓRIO DO REGISTO PARA O ANO DE 1999-2000

(CÂNCER ORAL).

A taxa bruta, a taxa de incidência ajustada à idade e a proporção relativa de cancro em todos os cancros são apresentadas nos quadros 3 e 3(a), respetivamente.
Com base nos dados do relatório do PNRC de 1999-2000, foram obtidos os seguintes resultados.

O cancro da cavidade oral foi o segundo cancro mais comum nos homens e o quinto mais comum nas mulheres na PBCR de Bangalore.

O cancro da cavidade oral foi o sexto cancro mais comum nos homens e o sétimo cancro mais comum nas mulheres em Barshi.

O cancro da cavidade oral foi o segundo cancro mais comum nos homens e o terceiro mais comum nas mulheres em Bhopal.

O cancro da cavidade oral foi o quarto cancro mais comum nos homens e o sexto mais comum nas mulheres em Chennai.

O cancro da cavidade oral foi o quinto cancro mais comum entre os homens em Deli.

CONSOLIDATED REPORT OF POPULATION BASED CANCER REGISTRY FOR THE YEAR 1999-2000.

TABLE:3:-Crude (CR) and Age Adjusted (AAR) Incidence Rate per 100,000 population: 1999-2000 – Males & Females Bangalore, Barshi, Bhopal, Chennai, Delhi, Mumbai.

	Bangalore				Barshi				Bhopal				Chennai				Delhi				Mumbai			
	M		F		M		F		M		F		M		F		M		F		M		F	
ICD-10	**CR**	**AAR**	**CR**	**AAR**	**CR**	**AAR**	**CR**	**AAR**	**CR**	**AAR**	**CR**	**AAR**	**CR**	**AAR**	**CR**	**AAR**	**CR**	**AAR**	**CR**	**AAR**	**CR**	**AAR**	**CR**	**AAR**
C00	0.38	**0.4**	0	**0**	0.09	0.15	0.13	0.25	0.2	**0.43**	0.07	**0.17**	0.21	0.3	0.22	0.25	0.11	0.17	0.07	0.14	0.23	0.39	0.13	0.24
C01-02	1.54	**1.87**	1.03	**1.21**	2.07	3.5	0.74	1.26	5.79	**10.69**	1.19	**2.22**	4.32	5.59	1.31	1.64	3.48	5.87	1.03	1.79	3.1	4.98	1.55	2.35
C03-06	1.92	**2.29**	1.24	**1.56**	1.67	2.87	3.73	6.2	4.79	**8.35**	3.86	**7.7**	4.7	5.97	4.36	5.86	2.34	3.89	1.12	1.8	4.07	6.15	2.82	4.57

TABLE 3(a): %= Relative Proportion of Incident Cancers of oral cavity compared to All Sites, 1999 –2000 Males & Females Bangalore, Barshi, Bhopal, Chennai, Delhi, Mumbai.

	Bangalore		Barshi		Bhopal		Chennai		Mumbai		Delhi	
	M	**F**	**M**	**F**	**M**	**F**	**M**	**F**	**M**	**F**	**M**	**F**
ICD-10	%	%	**%**	**%**	**%**	**%**	**%**	**%**	**%**	**%**	**%**	**%**
C00	0.14	0.17	0.99	*0*	0.32	0.12	0.23	0.22	0.33	0.16	0.16	0.09
C01-02	3.43	0.96	3.96	*2.25*	9.14	1.89	4.67	1.27	4.49	1.86	5.1	1.27
C03-06	2.78	4.8	4.95	*2.7*	7.56	6.14	5.08	4.23	5.91	3.39	3.43	1.37

O cancro da cavidade oral foi o terceiro cancro mais comum nos homens e o quinto mais comum nas mulheres em Bombaim.

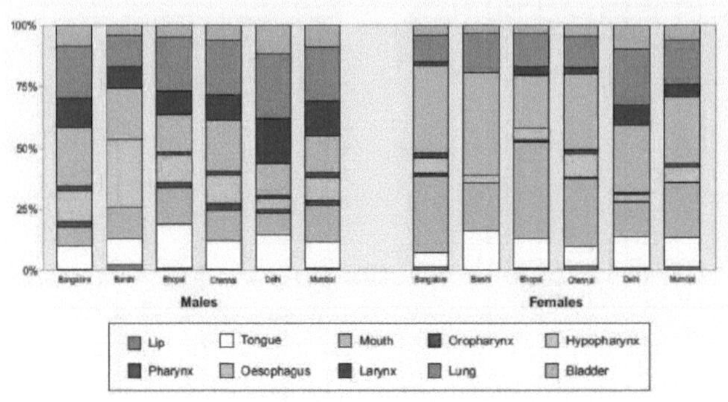

Fig. 32: Percentagem de sítios Web específicos do tabaco em todos os sítios Web relacionados com o tabaco.

Cannprs Rplatpd Tnharrn

Figura 32: Cancros específicos do tabaco em percentagem de todos os cancros relacionados com o tabaco (1999-2000)

RELATÓRIO DO REGISTO PARA O ANO 2001-2004

(CÂNCER ORAL).

A taxa bruta, a taxa de incidência ajustada à idade e a proporção relativa de cancro em todos os cancros são apresentadas nos Quadros 4 e 4(a).
Com base nos dados do relatório PNRC 2001-2004, foram obtidos os seguintes resultados.

O cancro da cavidade oral foi um dos nove cancros mais comuns nos homens e o quinto mais comum nas mulheres na PBCR de Bangalore.

O cancro da cavidade oral foi o quarto cancro mais comum entre homens e mulheres em Barshi.

O cancro da cavidade oral foi o terceiro cancro mais comum nos homens e o quarto mais comum nas mulheres em Bhopal.

O cancro da cavidade oral foi o quarto cancro mais comum nos homens e o quinto mais comum nas mulheres em Chennai.

CONSOLIDATED REPORT OF POPULATION BASED CANCER REGISTRY FOR THE YEAR 2001-2003.

TABLE:4:-Crude (CR) and Age Adjusted (AAR) Incidence Rate per 100,000 population: 2001-2004 – Males & Females Bangalore, Barshi, Bhopal, Chennai, Delhi, Mumbai.

	Bangalore				Barshi				Bhopal				Chennai				Delhi				Mumbai			
	M		F		M		F		M		F		M		F		M		F		M		F	
ICD-10	**CR**	**AAR**	**CR**	**AAR**	CR	AAR	CR	AAR	**CR**	**AAR**	**CR**	**AAR**	CR	**AAR**	CR	**AAR**	CR	AAR	CR	AAR	CR	**AAR**	CR	**AAR**
C00	**0.1**	0.1	**0.1**	0.1	0.3	0.2	-	-	0.4	0.7	-	-	0.2	**0.2**	0.1	**0.1**	**0.1**	**0.2**	**0.1**	**0.1**	0.3	**0.4**	0.2	**0.3**
C01-02	**2.4**	3.6	**0.8**	1.1	1.2	1.4	-	-	6.2	9.7	1.8	2.8	4.6	**5.2**	1.6	**2**	**3.9**	**6.5**	**1.2**	**1.8**	3.3	**4.6**	1.5	**1.8**
C03-06	**1.9**	2.8	**3.9**	5.7	2.8	3.5	1.9	2	5.4	8.2	3.2	5.2	5.2	**6**	4.4	**5.2**	**2.4**	**3.9**	**1.1**	**1.6**	5.2	**6.9**	2.8	**3.6**

TABLE 4(a): %= Relative Proportion of Incident Cancers of oral cavity compared to All Sites, 2001 –2004 Males & Females Bangalore, Barshi, Bhopal, Chennai, Delhi, Mumbai.

	Bangalore		Barshi		Bhopal		Chennai		Mumbai		Delhi	
	M	**F**	**M**	**F**	**M**	**F**	**M**	**F**	**M**	**F**	**M**	**F**
ICD-10	**%**	**%**	**%**	**%**	**%**	**%**	**%**	**%**	**%**	**%**	**%**	**%**
C00	0.1	0.08	0.63	-	0.69	-	0.23	0.1	0.4	0.28	0.19	0.12
C01-02	3.65	0.9	2.84	-	9.47	2.84	5	1.6	4.91	1.73	5.44	1.48
C03-06	2.88	4.55	6.94	3.93	8.28	5.04	5.65	4.25	7.69	3.37	3.36	1.29

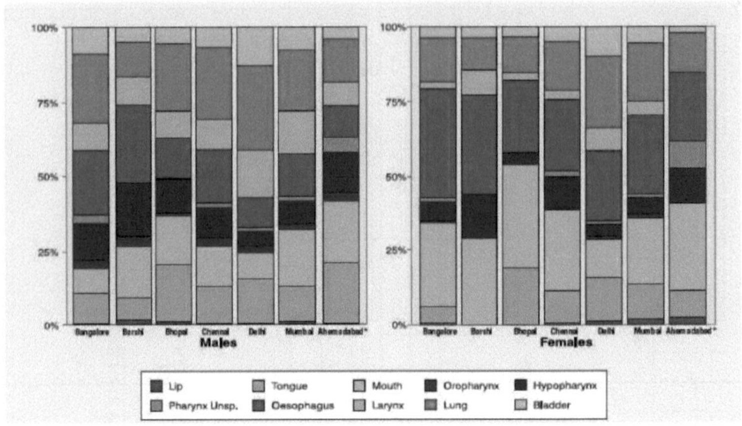

O cancro da cavidade oral foi o terceiro cancro mais comum entre os homens em Deli.

O cancro da cavidade oral foi o sexto cancro mais comum nos homens e o quinto mais comum nas mulheres em Bombaim.

Número (#) e proporção (%) de cancros relacionados com o tabaco (CVT) entre todos os itens relacionados com o tabaco (homens e mulheres)

RELATÓRIO DE REGISTO PARA O ANO 2004-2005 (CANCRO ORAL).

A taxa bruta, a taxa de incidência ajustada à idade e a proporção relativa de cancro em todos os cancros são apresentadas nos quadros 5 e 5(a).

Com base nos dados do relatório do PNRC 2004-2005, foram obtidos os seguintes resultados.

O cancro da cavidade oral foi um dos cinco tipos de cancro mais comuns entre as mulheres na PBCR de Bangalore.

O cancro da cavidade oral foi o quarto cancro mais comum entre os homens em Barshi.

O cancro oral foi o segundo cancro mais comum nos homens e o sexto mais comum nas mulheres em Bhopal.

O cancro da cavidade oral foi o quarto cancro mais comum nos homens e o sexto mais comum nas mulheres em Chennai.

O cancro da cavidade oral foi o segundo cancro mais comum entre os homens em Deli.

O cancro da cavidade oral foi o segundo cancro mais comum nos homens e o quinto mais comum nas mulheres em Bombaim.

CONSOLIDATED REPORT OF POPULATION BASED CANCER REGISTRY FOR THE YEAR 2004-2005.

TABLE:5:-Crude (CR) and Age Adjusted (AAR) Incidence Rate per 100,000 population: 2004-2005 – Males & Females Bangalore, Barshi, Bhopal, Chennai, Delhi, Mumbai.

	Bangalore				Barshi				Bhopal				Chennai				Delhi				Mumbai			
	M		F		M		F		M		F		M		F		M		F		M		F	
ICD-10	**CR**	**AAR**	**CR**	**AAR**	**CR**	**AAR**	CR	AAR	**CR**	**AAR**	**CR**	**AAR**	CR	AAR	CR	AAR	**CR**	**AAR**	**CR**	**AAR**	**CR**	**AAR**	**CR**	**AAR**
C00	0	**0.1**	0.1	**0.1**	-	-	-	-	0.4	0.6	0.3	0.4	**0.2**	**0.3**	**0.2**	**0.2**	0.2	0.4	0.1	0.2	0.3	0.3	0.2	0.3
C01-02	2.2	**3.1**	0.9	**1.3**	1.7	1.9	0.4	0.4	5.9	8.9	1.4	1.8	**5.2**	**5.7**	**1.6**	**1.8**	4.1	6.6	1.2	1.9	3.6	4.8	1.6	1.9
C03-06	2	**2.7**	4.2	**5.9**	2.6	3.4	0.6	0.4	6.3	8.8	2.6	3.7	**5.6**	**6.3**	**4**	**4.7**	3.4	5.5	1.2	1.9	5.2	6.8	2.9	3.5

TABLE 5(a): %= Relative Proportion of Incident Cancers of oral cavity compared to All Sites, 2004 –2005 Males & Females Bangalore, Barshi, Bhopal, Chennai, Delhi, Mumbai.

	Bangalore		Barshi		Bhopal		Chennai		Mumbai		Delhi	
	M	F	M	F	M	F	M	F	M	F	M	F
ICD-10	%	%	%	%	%	%	%	%	%	%	%	%
C00	0.06	0.11	-	-	0.65	**0.37**	0.22	0.14	0.4	0.24	0.32	0.14
C01-02	3.16	0.98	3.72	0.75	9.59	**2.06**	5.38	1.49	5.21	1.78	5.63	1.45
C03-06	2.88	4.6	5.79	1.13	10.23	**3.84**	5.75	3.54	7.67	3.33	4.73	1.47

Número (#) e proporção (%) de cancros relacionados com o tabaco (TRC) entre todas as doenças relacionadas com o tabaco (homens e mulheres)

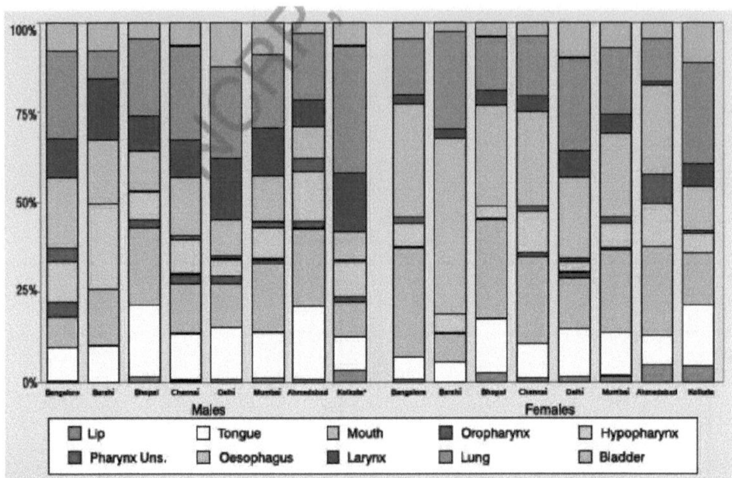

RELATÓRIO DO REGISTO PARA O ANO 2006-2008

(CÂNCER ORAL).

A taxa bruta, a taxa de incidência ajustada à idade e a proporção relativa de cancro em todos os cancros são apresentadas nos Quadros 6 e 6(a).

Com base nos dados do relatório do PNRC 2006-2008, foram obtidos os seguintes resultados.

ththO cancro da cavidade oral foi um dos 8 principais cancros em homens e 4 principais cancros em mulheres na PBCR de Bangalore.

rdthO cancro da cavidade oral foi o 3 primeiro cancro nos homens e o 8 primeiro cancro nas mulheres em Barshi.

ndth O cancro da cavidade oral foi o segundo cancro mais frequente nos homens e o quarto nas mulheres em Bhopal.

ththO cancro da cavidade oral foi o 4 primeiro cancro nos homens e o 9 primeiro cancro nas mulheres em Chennai.

O cancro da cavidade oral foi o terceiro cancro mais comum entre os homens em Deli.

CONSOLIDATED REPORT OF POPULATION BASED CANCER REGISTRY FOR THE YEAR 2006-2008.

TABLE:6:-Crude (CR) and Age Adjusted (AAR) Incidence Rate per 100,000 population: 2006-2008 – Males & Females Bangalore, Barshi, Bhopal, Chennai, Delhi, Mumbai.

	Bangalore				Barshi				Bhopal				Chennai				Delhi				Mumbai			
	M		F		M		F		M		F		M		F		M		F		M		F	
ICD-10	CR	AAR	CR	AAR	CR	AAR	CR	AAR	CR	AAR	CR	AAR	CR	AAR	CR	AAR	CR	AAR	CR	AAR	CR	AAR	CR	AAR
C00	-	0.07	0.1	0.14	0.2	0.42	-	-	0.2	0.34	0.2	0.22	0.2	0.24	0.2	0.24	0.4	0.7	0.1	0.15	0.4	0.44	0.2	0.22
C01-02	3.2	4.25	0.9	1.19	1	1.09	0.1	0.12	6.8	9.55	1.6	2.33	5.3	5.7	1.9	2.06	5.1	8.48	1.6	2.45	3.6	4.54	1.7	1.93
C03-06	2.4	3.33	4.6	6.46	2.6	2.8	1.2	0.99	7.2	9.88	3.6	5.47	6.6	7.1	4	4.47	3.7	5.63	1.3	1.98	5.6	7.14	3	3.51

TABLE 6(a): %= Relative Proportion of Incident Cancers of oral cavity compared to All Sites, 2006 –2008 Males & Females Bangalore, Barshi, Bhopal, Chennai, Delhi, Mumbai.

	Bangalore		Barshi		Bhopal		Chennai		Mumbai		Delhi	
	M	F	M	F	M	F	M	F	M	F	M	F
ICD-10	%	%	%	%	%	%	%	%	%	%	%	%
C00	0.05	0.1	0.51	-	0.3	0.25	0.2	0.2	0.51	0.19	0.57	0.12
C01-02	4.04	0.82	2.06	0.25	9.68	2.04	5.17	1.68	5.11	1.73	6.79	1.84
C03-06	3.12	4.33	5.4	2.28	10.17	4.74	6.37	3.56	7.94	3.07	4.87	1.49

ndthO cancro da cavidade oral foi o 2 primeiro cancro nos homens e o 6 primeiro cancro nas mulheres em Bombaim.

TENDÊNCIAS DO CANCRO DA BOCA AO LONGO DO TEMPO

Os seguintes locais foram incluídos ou excluídos dos registos de Barshi e Bhopal. Em princípio, foram excluídos os locais anatómicos com um número reduzido de casos (menos de 10 casos por ano).

Apenas os seguintes dados foram registados para o registo Barshi:

(a) Todos os locais anatómicos (combinados), tanto masculinos como femininos.

(b) Cancro da mama e do colo do útero nas mulheres.

Todos os outros locais foram excluídos devido ao seu pequeno número.

As seguintes localizações anatómicas foram excluídas do PBCR de Bhopal devido ao seu baixo número. No caso dos homens, foram excluídos o estômago, o cólon, o reto, o fígado, a leucemia linfoide e a leucemia mieloide. Nas mulheres, foram excluídos o pulmão, o útero, o cérebro, o LNH, a tiroide e a leucemia mieloide. Alguns outros locais da PBCR de Bhopal, como a boca nas mulheres, o esófago nos homens e nas mulheres e a NS cerebral nos homens, têm números na adolescência e foram incluídos. Este facto deve ser tido em conta na interpretação dos resultados. Além disso, os dez cancros mais comuns foram geralmente selecionados em todos os registos para mostrar as tendências ao longo do tempo.

Formato de visualização para todas as localizações e para cada uma das localizações anatómicas selecionadas:

O lado esquerdo mostra os gráficos de linhas baseados nas médias móveis ao longo de três anos com o quadro abaixo. O lado direito mostra as linhas de tendência do modelo de regressão em anexo, com o quadro correspondente. O quadro abaixo do gráfico da média móvel de três anos mostra (i) os valores anuais efectivos para cada PBCR por ano civil, (ii) o valor b (declive) e (iii) o valor p com os valores baseados na regressão linear. No lado oposto, a tabela abaixo da linha de regressão anexa mostra os valores esperados de RAA com as respectivas percentagens de variação anual (APC).

Língua :

Homens: Para os PBCRs em Bangalore, Bhopal e Deli, não se registaram alterações nas taxas de incidência ao longo do tempo, enquanto se verificou uma tendência ascendente em Chennai e um declínio em Mumbai. A APC para Chennai foi de 1,3 e para Mumbai de -2,0.

Boca :

Homens: Observou-se uma tendência ascendente na PBCR tanto em Deli como em Bombaim. A APC global para Deli e Mumbai foi de 2,0 e 0,9, respetivamente. A APC para Mumbai foi mais elevada nos últimos anos (1998-2005) (APC: 3,98). Registo de Bangalore,

Deli, Chennai e Mumbai registaram um declínio. O APC variou entre -0,8 em Mumbai e -3,2 em Bangalore.

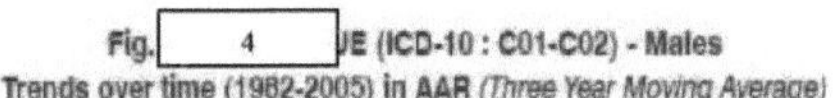

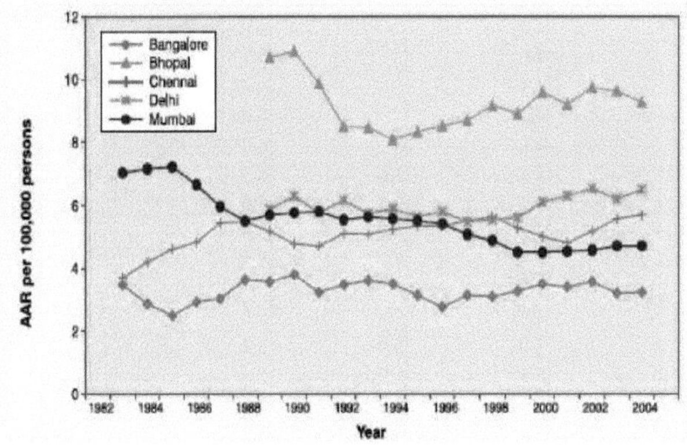

Table 4. AARs

Year	Bangalore	Bhopal	Chennai	Delhi	Mumbai
1982	4.1		3.7		6.9
1983	3.6		3.4		6.9
1984	2.7		4.0		7.3
1985	2.3		5.2		7.3
1986	2.5		4.6		7.1
1987	4.0		4.7		5.6
1988	2.6	8.1	7.0	4.9	5.2
1989	4.3	11.9	4.7	7.3	5.7
1990	3.8	12.1	3.8	5.4	6.2
1991	3.3	8.7	5.8	6.2	5.4
1992	2.6	8.8	4.5	5.7	5.8
1993	4.5	8.0	5.0	6.6	5.4
1994	3.7	8.6	5.7	4.9	5.7
1995	2.3	7.7	5.0	6.2	5.6
1996	3.4	8.7	5.3	5.8	5.2
1997	2.6	9.2	5.7	5.4	5.4
1998	3.4	8.2	5.5	5.2	4.6
1999	3.3	10.1	5.7	6.0	4.6
2000	3.1	8.4	4.6	5.6	4.3
2001	4.1	10.3	4.7	6.7	4.6
2002	3.0	8.9	5.1	6.6	4.7
2003	3.6	10.0	5.7	6.3	4.4
2004	3.0	10.0	5.9	5.7	5.0
2005	3.1	7.8	5.5	7.5	4.7
Slope(b)	0.001	-0.035	0.056	0.043	-0.116
p-value	0.988	0.567	0.018	0.218	0.001

Ação	de Joinpoint AARs com variação percentual anual (APC)				
Ano	Bangalore	Bhopal	Chennai	Delhi	Mumbai
	JPO*	JPO*	JPO*	JPO*	JPO*
1982	32		4.3		7.0
1983	32		4.4		6.8
1984	32		44		6.7
1985	32		4.5		6.5
1986	32		4.5		6.4
1987	32		4.6		6.3
1988	32	9.3	4.6	5.6	6.2
1989	32	9.3	4.7	5.7	6.0
1990	32	9.3	4.8	5.7	5.9
1991	32	9.3	4.8	5.7	5.8
1992	32	9.2	4.9	5.8	5.7
1993	32	9.2	49	5.8	5.6
1994	32	9.2	5.0	5.9	5.4
1995	32	9.2	5.1	5.9	5.3
1996	32	9.1	5.1	5.9	5.2
1997	32	9.1	52	6.0	5.1
1998	32	9.1	5.3	6.0	5.0
1999	32	9.1	5.3	6.1	4.9
2000	32	9.0	5.4	6.1	4.8
2001	32	9.0	5.5	6.2	4.7
2002	32	9.0	5.5	6.2	4.6
2003	32	9.0	5.6	6.2	4.5
2004	3.3	8.9	5.7	6.3	4.4
2005	3.3	8.9	5.8	6.3	4.3
APCO	0.06	-028	127*	0.72	-2.03*
APC1	-	-	-	-	-
APC2	-	-	-	-	-

Va/иез dos anos em que foi observada uma mudança de tendência é destacado; * indica valores significativos do modelo joinpoint e do APC (p < 0,05).

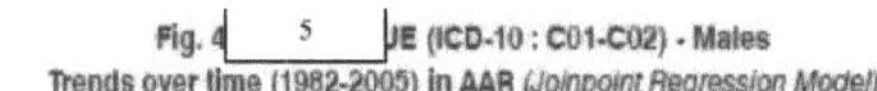
Fig. 4 5 JE (ICD-10 : C01-C02) - Males
Trends over time (1982-2005) in AAR (*Joinpoint Regression Model*)

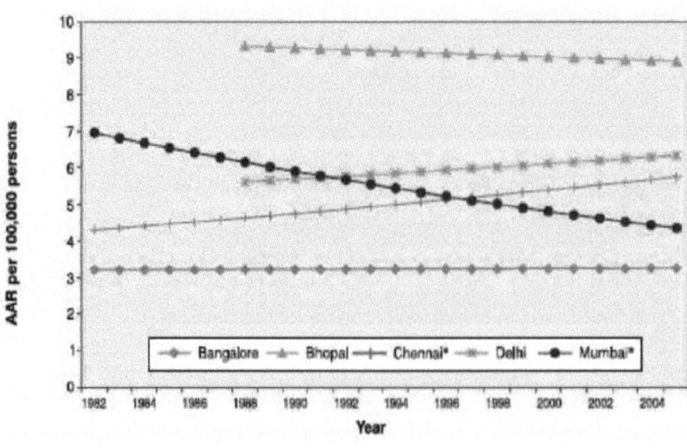

Fig. 7 H (ICD-10 : C03-C06) - Males
Trends over time (1982-2005) in AAR *(Three Year Moving Average)*

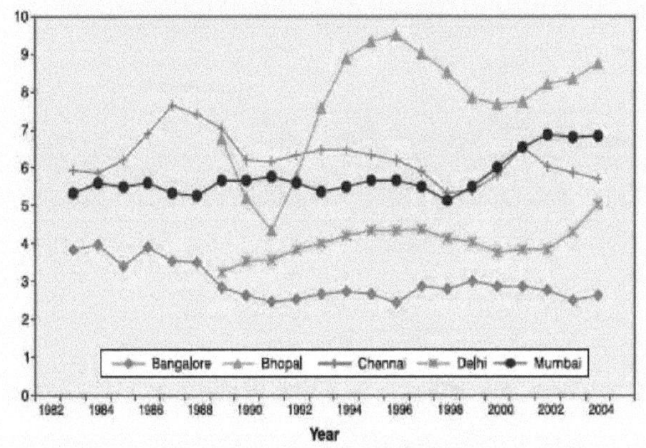

Tabela RAA

Ano	Bangalore	Bhopal	Chennai	Delhi	Mumbai
1982	3.7		6.4		5.6
1983	4.5		6.0		5.7
1984	3.3		5.4		4.7
1985	4.1		6.2		6.4
1986	2.8		7.0		5.4
1987	4.8		7.5		5.0
1988	3.0	8.0	8.4	3.0	5.6
1989	2.7	9.1	6.3	3.5	5.2
1990	2.8	3.2	6.4	32	6.2
1991	2.4	3.3	5.9	3.9	5.6
1992	22	6.5	6.2	3.6	5.5
1993	3.0	7.5	6.9	4.0	5.7
1994	2.8	8.7	6.3	4.4	4.9
1995	2.4	10.4	6.2	4.2	5.9
1996	2.8	8.9	6.5	4.4	6.2
1997	2.1	9.2	5.9	4.4	4.9
1998	3.7	8.9	5.3	4.3	5.4
1999	2.6	7.4	4.8	3.7	5.1
2000	2.7	7.2	6.1	4.1	6.0
2001	3.3	8.4	6.5	3.5	6.9
2002	2.6	7.6	7.0	3.9	6.7
2003	2.4	8.6	4.6	4.1	7.0
2004	2.5	8.8	6.0	4.9	6.7
2005	3.0	8.8	6.5	6.1	6.8
Declive(b)	-0.052	0.135	-0.032	0.085	0.054
valor de p	0.008	0.118	0.175	0.003	0.005

F 8 UTH (ICD-10 : C03-C06) - Males

Trends over time (1982-2005) in AAR *(Three Year Moving Average)*

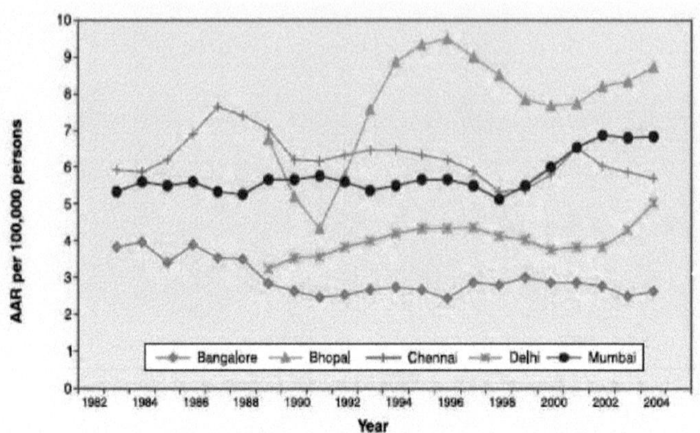

Tabl vise AARs

Year	Bangalore	Bhopal	Chennai	Delhi	Mumbai
1982	3.7		6.4		5.6
1983	4.5		6.0		5.7
1984	3.3		5.4		4.7
1985	4.1		6.2		6.4
1986	2.8		7.0		5.4
1987	4.8		7.5		5.0
1988	3.0	8.0	8.4	3.0	5.6
1989	2.7	9.1	6.3	3.5	5.2
1990	2.8	3.2	6.4	3.2	6.2
1991	2.4	3.3	5.9	3.9	5.6
1992	2.2	6.5	6.2	3.6	5.5
1993	3.0	7.5	6.9	4.0	5.7
1994	2.8	8.7	6.3	4.4	4.9
1995	2.4	10.4	6.2	4.2	5.9
1996	2.8	8.9	6.5	4.4	6.2
1997	2.1	9.2	5.9	4.4	4.9
1998	3.7	8.9	5.3	4.3	5.4
1999	2.6	7.4	4.8	3.7	5.1
2000	2.7	7.2	6.1	4.1	6.0
2001	3.3	8.4	6.5	3.5	6.9
2002	2.6	7.6	7.0	3.9	6.7
2003	2.4	8.6	4.6	4.1	7.0
2004	2.5	8.8	6.0	4.9	6.7
2005	3.0	8.8	6.5	6.1	6.8
Slope(b)	-0.052	0.135	-0.032	0.085	0.054
p-value	0.008	0.118	0.175	0.003	0.005

Fig. 9 UTH (ICD-10 : C03-C06) - Males
Trends over time (1982-2005) in AAR *(Joinpoint Regression Model)*

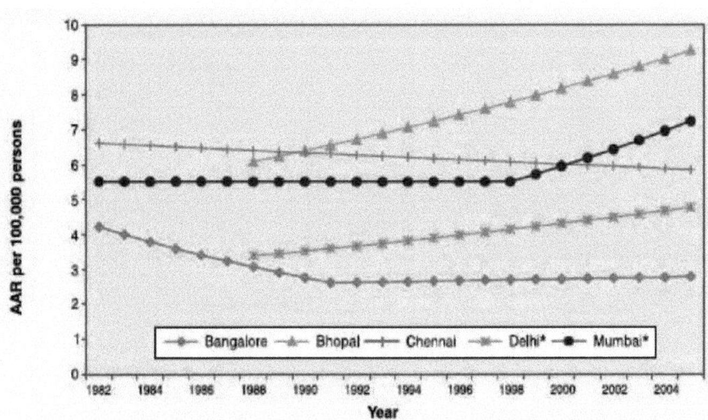

Table 4.4(b): Value of Joinpoint AARs with Annual Percent Change (APC)

Year	Bangalore	Bhopal	Chennai	Delhi	Mumbai
	JP1*	JP0*	JP0*	JP0*	JP1*
1982	4.2		6.6		5.5
1983	4.0		6.6		5.5
1984	3.8		6.5		5.5
1985	3.6		6.5		5.5
1986	3.4		6.5		5.5
1987	3.2		6.4		5.5
1988	3.1	6.1	6.4	3.4	5.5
1989	2.9	6.2	6.4	3.5	5.5
1990	2.8	6.4	6.3	3.5	5.5
1991	2.6	6.6	6.3	3.6	5.5
1992	2.6	6.7	6.3	3.7	5.5
1993	2.6	6.9	6.2	3.7	5.5
1994	2.6	7.1	6.2	3.8	5.5
1995	2.7	7.2	6.2	3.9	5.5
1996	2.7	7.4	6.1	4.0	5.5
1997	2.7	7.6	6.1	4.1	5.5
1998	2.7	7.8	6.1	4.1	5.5
1999	2.7	8.0	6.0	4.2	5.7
2000	2.7	8.2	6.0	4.3	5.9
2001	2.7	8.4	6.0	4.4	6.2
2002	2.7	8.6	5.9	4.5	6.4
2003	2.8	8.8	5.9	4.6	6.7
2004	2.8	9.0	5.9	4.7	7.0
2005	2.8	9.3	5.8	4.8	7.2
APC0	-1.54*	2.5	-0.53	2.03*	0.89*
APC1	-5.21*	–	–	–	-0.02
APC2	0.45	–	–	–	3.98*

*Values of years where a shift in trend observed is highlighted; * represents significant Joinpoint Model & APC ($p<0.05$) values.*

Fig 10 TH (ICD-10 : C03-C06) - Females

Trends over time (1982-2005) in AAR *(Three Year Moving Average)*

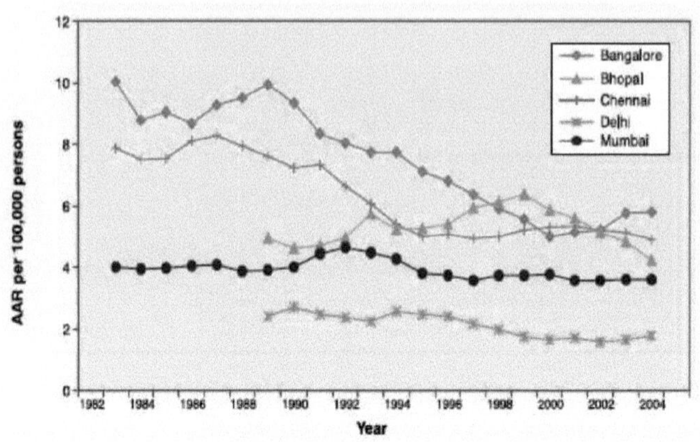

Table ise AARs

Year	Bangalore	Bhopal	Chennai	Delhi	Mumbai
1982	12.2		8.4		4.3
1983	8.7		8.1		4.0
1984	9.2		7.1		3.7
1985	8.4		7.3		4.1
1986	9.5		8.2		4.1
1987	8.1		8.8		3.9
1988	10.2	4.3	7.8	2.2	4.2
1989	10.2	6.0	7.2	2.3	3.5
1990	9.4	4.5	7.8	2.7	4.0
1991	8.4	3.3	6.7	3.1	4.5
1992	7.2	6.3	7.5	1.6	4.8
1993	8.5	5.3	5.7	2.4	4.6
1994	7.5	5.6	5.0	2.7	4.0
1995	7.2	4.8	5.5	2.6	4.2
1996	6.6	5.4	4.5	2.1	3.2
1997	6.6	6.0	5.2	2.5	3.8
1998	5.9	6.4	5.1	1.9	3.7
1999	5.2	6.0	4.7	1.5	3.7
2000	5.6	6.7	5.8	1.8	3.8
2001	4.2	4.9	5.4	1.6	3.8
2002	5.6	5.2	4.8	1.7	3.1
2003	5.8	5.3	5.4	1.4	3.8
2004	5.9	4.0	5.2	1.8	3.9
2005	5.7	3.4	4.1	2.1	3.1
Slope(b)	-0.242	-0.008	-0.176	-0.056	-0.028
p-value	0.001	0.87	0.001	0.006	0.022

Fig. 4.5(b): MOUTH (ICD-10 : C03-C06) - Females
Trends over time (1982-2005) in AAR *(Joinpoint Regression Model)*

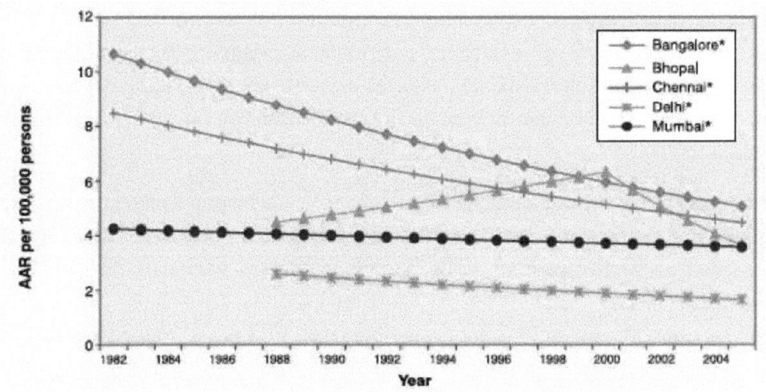

Table 4.5(b): Value of Joinpoint AARs with Annual Percent Change (APC)

Year	Bangalore	Bhopal	Chennai	Delhi	Mumbai
	JP0*	JP1*	JP0*	JP0*	JP0*
1982	10.7		8.5		4.2
1983	10.3		8.3		4.2
1984	10.0		8.0		4.2
1985	9.7		7.8		4.1
1986	9.4		7.6		4.1
1987	9.1		7.4		4.1
1988	8.8	4.5	7.2	2.6	4.1
1989	8.5	4.6	7.0	2.5	4.0
1990	8.2	4.8	6.8	2.4	4.0
1991	8.0	4.9	6.6	2.4	4.0
1992	7.7	5.0	6.4	2.3	3.9
1993	7.5	5.2	6.2	2.3	3.9
1994	7.2	5.3	6.1	2.2	3.9
1995	7.0	5.5	5.9	2.1	3.8
1996	6.8	5.6	5.7	2.1	3.8
1997	6.6	5.8	5.6	2.0	3.8
1998	6.3	6.0	5.4	2.0	3.8
1999	6.1	6.1	5.3	1.9	3.7
2000	5.9	6.3	5.1	1.9	3.7
2001	5.8	5.7	5.0	1.8	3.7
2002	5.6	5.1	4.9	1.8	3.7
2003	5.4	4.5	4.7	1.7	3.6
2004	5.2	4.1	4.6	1.7	3.6
2005	5.1	3.6	4.5	1.7	3.6
APC0	-3.19*	-0.23	-2.76*	-2.58*	-0.75*
APC1	-	2.91	-	-	-
APC2	-	-10.51	-	-	-

*Values of years where a shift in trend observed is highlighted; * represents significant Joinpoint Model & APC ($p<0.05$) values.*

O objetivo do projeto é fornecer estimativas actualizadas da incidência, mortalidade e prevalência dos principais tipos de cancro a nível nacional para 184 países em todo o mundo. As estimativas GLOBOCAN são apresentadas para o ano de 2008, separadas por sexo e, para os dados de incidência e mortalidade, para dez grupos etários. Os dados de prevalência a 1, 3 e 5 anos só estão disponíveis para a população adulta (15 anos ou mais). Estas estimativas baseiam-se nos dados mais recentes de que o IARC dispõe e em informações publicamente disponíveis na Internet. Dado que a qualidade e o âmbito das fontes de dados estão constantemente a melhorar, as estimativas podem não ser sistematicamente comparáveis e deve ter-se cuidado ao comparar estas estimativas com estimativas publicadas anteriormente. As diferenças observadas podem dever-se a uma mudança de metodologia e não devem ser interpretadas como um efeito de tendência ao longo do tempo.

As últimas taxas de morbilidade disponíveis são aplicadas à população correspondente do país em 2008. Para o GLOBOCAN 2008, o grau de atraso nos dados disponíveis foi tido em conta na preparação das previsões para as taxas nacionais de incidência e mortalidade.
Taxas de mortalidade até 2008, sempre que possível. Embora as tendências históricas nem sempre se apliquem ao futuro, as previsões baseadas em modelos de tendências relativamente lineares demonstraram empiricamente ser bastante exactas, especialmente a curto prazo. Nos casos em que existiam poucos dados anuais disponíveis - normalmente entre 5 e 10 anos - foram ajustados modelos temporais lineares simples a esses dados para prever a incidência e a mortalidade para 2008. Nos casos em que estavam disponíveis pelo menos 15 anos de dados, foram utilizadas previsões baseadas na modelação idade-período-coorte. As previsões das taxas nacionais de incidência e mortalidade específicas por sexo e por cancro foram efectuadas se, pelo menos, 50 casos de cancro ou mortes por cancro (todas as idades) por ano fossem registados para as previsões a curto prazo e, pelo menos, 100 casos de cancro ou mortes por cancro (todas as idades) por período de 5 anos fossem registados para a NORDPRED. Caso contrário, as taxas para 2008 foram estimadas como a média anual do último período de 5 anos disponível.

As previsões do GLOBOCON para os anos de 2015, 2020, 2025 e 2030 são apresentadas em forma de gráficos.

GLOBOCAN 2008

Cancer Incidence, Mortality and Prevalence Worldwide

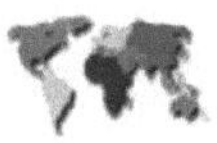

India
Lip, oral cavity

Year	Estimated number of new cancers (all ages)	Male	Female	Both sexes
2008		45446	24375	69820
	ages < 65	32592	15539	49131
	ages >= 65	12853	7836	20689
2015		55308	29958	85266
	ages < 65	39669	20232	59901
	ages >= 65	15639	9726	25365
	Demographic change	9863	5583	15446
	ages < 65	7077	3693	10770
	ages >= 65	2786	1890	4676

GLOBOCAN 2008 (IARC) - 3.3.2012

Population forecasts were extracted from the *United Nations, World Population prospects, the 2008 revision.*
Numbers are computed using age-specific rates and corresponding populations for 10 age-groups.

India
Lip, oral cavity
Number of new cancers in 2015 (all ages)

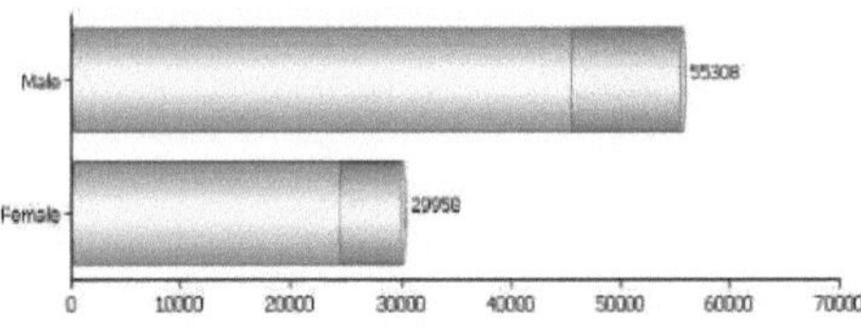

GLOBOCAN 2008 (IARC) (3.3.2012)

GLOBOCAN http://globocan.iarc.fr/burden.asp?selection_pop=90356&Text-p=In...

India
Lip, oral cavity
Number of new cancers in 2015 (all ages) - Both sexes

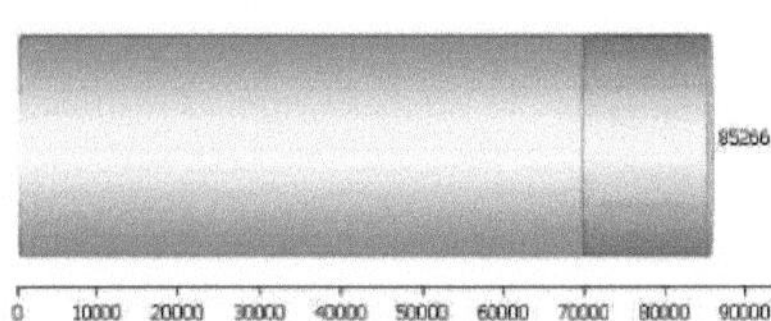

GLOBOCAN 2008 (IARC) (3.3.2012)

GLOBOCAN 2008

Cancer Incidence, Mortality and Prevalence Worldwide

India
Lip, oral cavity

Year	Estimated number of new cancers (all ages)	Male	Female	Both sexes
2008		45445	24375	69820
	ages < 65	32592	16539	49131
	ages >= 65	12853	7836	20689
2020		63443	34571	98014
	ages < 65	43896	22533	66428
	ages >= 65	19549	12039	31586
	Demographic change	17998	10196	28194
	ages < 65	11303	5994	17297
	ages >= 65	6696	4202	10897

GLOBOCAN 2008 (IARC) - 3.3.2012

Population forecasts were extracted from the *United Nations, World Population prospects, the 2008 revision.*
Numbers are computed using age-specific rates and corresponding populations for 10 age-groups.

India
Lip, oral cavity
Number of new cancers in 2020 (all ages)

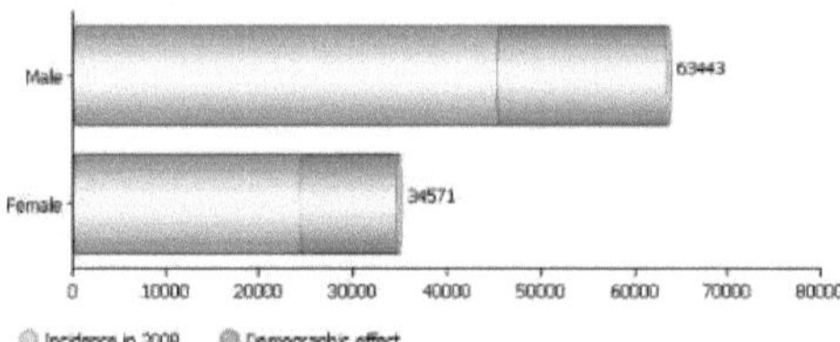

GLOBOCAN http://globocan.iarc.fr/burden.asp?selection_pop=90356&Text-p=In...

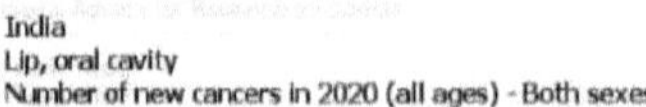

India
Lip, oral cavity
Number of new cancers in 2020 (all ages) - Both sexes

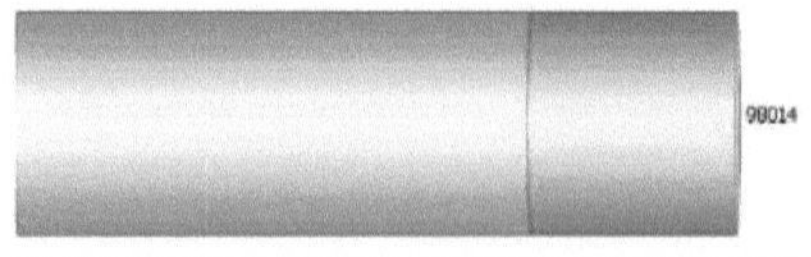

GLOBOCAN 2008

Cancer Incidence, Mortality and Prevalence Worldwide

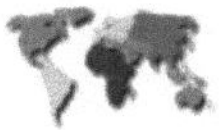

India
Lip, oral cavity

Year	Estimated number of new cancers (all ages)	Male	Female	Both sexes
2008		45446	24375	69820
	ages < 65	32592	16539	49131
	ages >= 65	12853	7836	20689
2025		72237	39602	111839
	ages < 65	48458	24982	73440
	ages >= 65	23779	14620	38399
	Demographic change	26792	15227	42019
	ages < 65	15866	8443	24309
	ages >= 65	10926	6784	17710

GLOBOCAN 2008 (IARC) - 3.3.2012

Population forecasts were extracted from the *United Nations, World Population prospects, the 2008 revision.*
Numbers are computed using age-specific rates and corresponding populations for 10 age-groups.

India
Lip, oral cavity
Number of new cancers in 2025 (all ages)

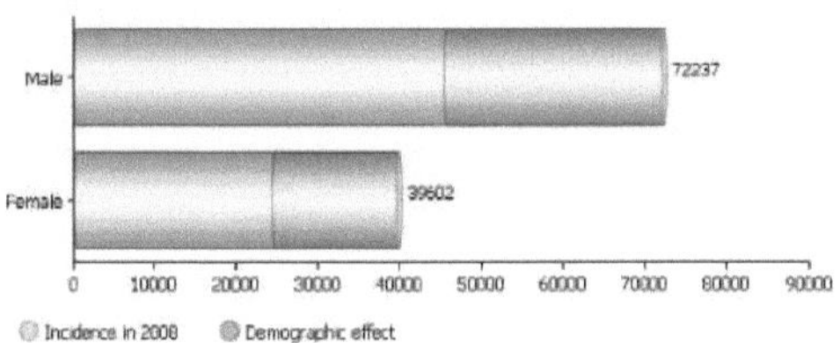

Incidence in 2008 Demographic effect

GLOBOCAN 2008 (IARC) (3.3.2012)

GLOBOCAN http://globocan.iarc.fr/burden.asp?selection_pop=90356&Text-p=In

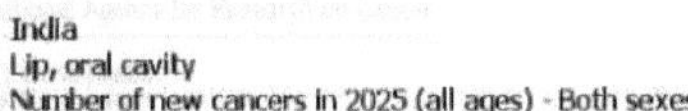

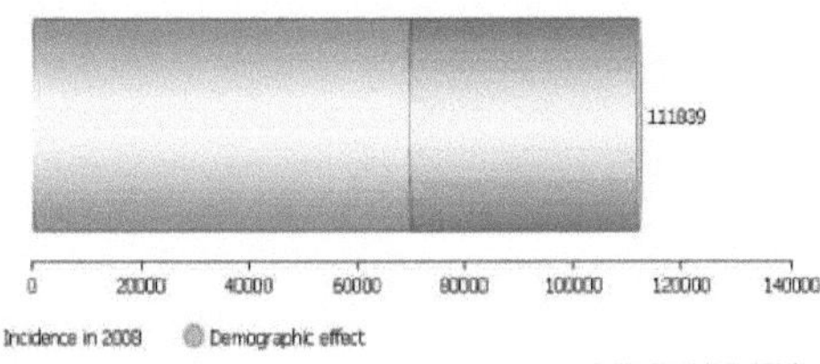

Incidence in 2008 Demographic effect

GLOBOCAN 2008 (IARC) (3.3.2012)

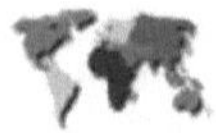

GLOBOCAN 2008

Cancer Incidence, Mortality and Prevalence Worldwide

India
Lip, oral cavity

Year	Estimated number of new cancers (all ages)	Male	Female	Both sexes
2008		45446	24375	69820
	ages < 65	32592	16539	49131
	ages >= 65	12853	7836	20689
2030		81517	44969	126486
	ages < 65	53444	27618	81062
	ages >= 65	28073	17351	45424
	Demographic change	36072	20594	56666
	ages < 65	20852	11079	31931
	ages >= 65	15220	9515	24735

GLOBOCAN 2008 (IARC) - 3.3.2012

Population forecasts were extracted from the *United Nations, World Population prospects, the 2008 revision.*
Numbers are computed using age-specific rates and corresponding populations for 10 age-groups.

India
Lip, oral cavity
Number of new cancers in 2030 (all ages)

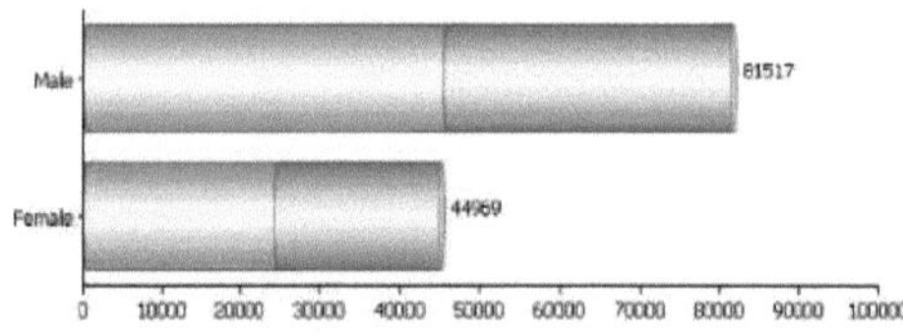

COMPARAÇÃO DAS TENDÊNCIAS NA ÍNDIA E NA

EM TODO O MUNDO :

Comparação das tendências na Índia e no mundo :

A Índia é um país vasto com diferentes estilos de vida e, por conseguinte, diferentes padrões de cancro e taxas de incidência. Até à década de 1980, as taxas de incidência de cancro só estavam disponíveis para Bombaim. Só com a introdução do NCRP pelo Conselho Indiano de Investigação Médica, em 1982, é que se tornaram claras as diferentes taxas de cancro nos diferentes centros urbanos. No que diz respeito à Índia rural, o registo de Barshi forneceu taxas de cancro para esta região da Índia rural. Estes registos rurais, como o de Barshi, em diferentes partes do país, só podem dar uma imagem clara do cancro nas zonas rurais da Índia.[74]

Na Índia, dos 3413 casos de cancro da cavidade oral notificados ao registo hospitalar de cancro do centro regional de cancro em Trivandrum, Kerala, entre 1982 e 1986, 39 eram carcinomas de células escamosas em doentes com 30 anos de idade. Dos 39 casos, 25 (64%) eram carcinomas em língua e, destes, 18 (72%) eram de doentes que recusaram qualquer consumo de tabaco de mascar ou de tabaco fumado ou de álcool. Alguns investigadores levantam a hipótese de que certas alterações na dieta, como uma menor ingestão de frutas e legumes, podem estar ligadas ao aumento da incidência do cancro oral na geração mais jovem. No entanto, o aumento das taxas de cancro oral nas populações mais jovens deve-se provavelmente a um processo multifatorial que inclui alterações na dieta, bem como variáveis como a predisposição genética e os vírus oncogénicos.[75]
Uma comparação das taxas de incidência específicas por idade do cancro oral (CID 143-5) nos anos de 1983-87 e 1995 na cidade de Ahmedabad mostra que a incidência na população mais jovem (< 50 anos) aumentou significativamente.[66]

Com base nos Relatórios do Inquérito à População (PBCR) relativos aos anos de 1982 a 2005, o cancro da língua não registou alterações na taxa de incidência em Bangalore, Bhopal e Deli, enquanto se verificou uma tendência ascendente em Chennai e uma tendência descendente em Bombaim. [67]Sunny Lizzy et al. e Coleman et al. também observaram uma tendência decrescente em Mumbai. A tendência decrescente observada para o cancro da cavidade oral nos homens indianos pode ser atribuída a um menor consumo de tabaco e de panelas. [71]A tendência ascendente em Chennai pode dever-se a uma nova vaga de aumento do consumo de tabaco na Índia urbana e à elevada prevalência do consumo de tabaco sem combustão em homens adultos jovens, em comparação com as mulheres, tal como observado por Swaminathan et al. No entanto, de acordo com os dados do Registo do Cancro de Bombaim relativos ao período de 1982-2005, a taxa de incidência do cancro da boca e da faringe na cidade de Bombaim tem vindo a diminuir lenta mas continuamente, tanto nos homens como nas mulheres. Os principais factores etiológicos do cancro da boca e da faringe são conhecidos há muito tempo: o tabagismo sem fumo, o tabaco e o álcool, bem como uma alimentação deficiente. A relação entre o consumo de cigarros e de álcool e o cancro nestes locais foi referida principalmente nos países ocidentais, enquanto os estudos do Sul da Ásia salientaram o papel do tabaco de mascar e do tabaco. O IARC publicou relatórios pormenorizados sobre este tema. Estima-se que entre 61% e 79% dos cancros da boca e da faringe são atribuíveis apenas ao consumo de tabaco e 75% ao consumo de tabaco e de álcool. O controlo destes factores de risco poderia, portanto, reduzir significativamente a doença.

R. Sankarnarayanan (1990), no seu relatório sobre o cancro oral na Índia: uma análise epidemiológica e clínica, afirma que o cancro da cavidade oral ocupa o primeiro lugar nos homens e o terceiro nas mulheres na Índia. As taxas de incidência brutas de três grandes cidades recolhidas no âmbito do projeto do Registo Nacional do Cancro revelaram que o cancro da cavidade oral representava 12% de todos os cancros nos homens e 8% de todos os cancros nas mulheres (o cancro da cavidade oral representa 15-20% de todos os cancros). Vários estudos etiológicos mostram a elevada incidência de cancro da boca e de lesões orais pré-cancerosas na Índia e a associação com o hábito de fumar tabaco de bétel, especialmente no local onde o tabaco de bétel é habitualmente guardado. Os estudos realizados na Índia mostram que fumar e mascar tabaco actuam sinergicamente na carcinogénese oral e que as pessoas com hábitos mistos representam uma população de risco significativa. Um estudo efectuado pelo autor apresentou os seguintes resultados: Rácio entre homens e mulheres - 1,81: 2, 68% hindus, 20% cristãos, 12% muçulmanos. Cerca de 98,72% dos cancros da cavidade oral eram carcinomas de células escamosas, sendo a mucosa bucal a mais frequentemente afetada (50%) (mais nas mulheres), seguida dos dois terços anteriores da língua (24%). 74% apresentavam metástases linfonodais, o que é consistente com estudos efectuados em grandes hospitais na Índia (60-80% de metástases linfonodais), e 1015% não apresentavam metástases. A fraca taxa de sobrevivência encontrada nos estudos existentes deve-se principalmente aos seguintes factores

A maioria dos casos avançados .[63]

Entre 1985 e 1990, a taxa de incidência mundial estimada diminuiu de 14,0 para 12,1 por 100 000 para os homens e de 6,5 para 5,1 por 100 000 para as mulheres. Mais de um terço de todos os cancros da cavidade oral e um pouco menos de metade (45%) de todos os cancros da faringe (excluindo a nasofaringe) que ocorreram em 1990 foram atribuídos a países do centro-sul da Ásia, que inclui o subcontinente indiano. No entanto, o cancro do lábio não é tão comum nos asiáticos e as taxas de incidência são bastante inferiores a 1 por 100.000. Foram comunicadas taxas de incidência particularmente elevadas (até 13 por 100.000) nas populações australiana e canadiana. Na Índia, o cancro combinado da boca e da faringe é o cancro mais comum nos homens, representando 19% do total estimado de 319,7 mil. Nas mulheres, estes cancros representam cerca de 7% do total de 350,3 mil casos e são o terceiro mais comum depois do cancro da mama e do cancro do colo do útero.[67]

Investigadores espanhóis descobriram um aumento na incidência de carcinoma de células escamosas em pacientes com menos de 40 anos de idade, e este aumento não pode ser associado a agentes cancerígenos conhecidos.[80]

[76]A taxa de incidência do cancro oral aumentou significativamente nas mulheres do Reino Unido entre 1994 e 2009 (aumento percentual anual de 3,0%, intervalo de confiança de 95% (IC) 1,7% a 4,4%), como mostra a Figura 12 . Em contrapartida, na Índia, observa-se uma tendência decrescente para as mulheres em todos os registos.[51]

Figure 2. 12 and neck cancer incidence rates by site, females, 1994-2009

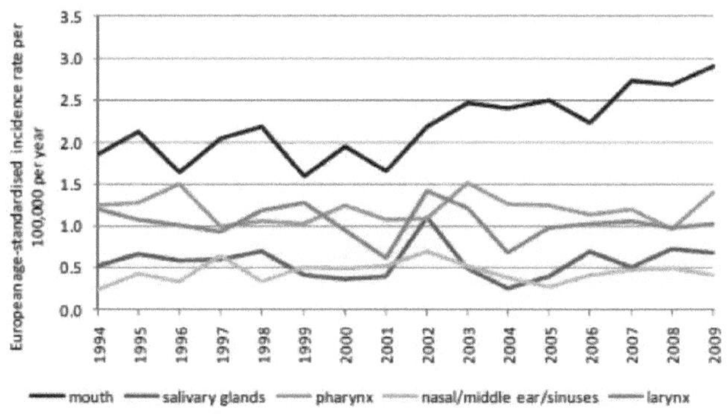

Estimativa da incidência do cancro da cavidade oral e da faringe

em 2008 variou entre 46/100 000 homens na Hungria e 4,3/100 000 em Chipre e entre 10/100 000 mulheres na Hungria e 1,5/100 000 em Chipre (figura). [th]A incidência foi relativamente baixa na Irlanda (19.º lugar entre os 31 mais elevados nas mulheres e 24 mais elevados nos homens). [76]A relação homem/mulher era mais elevada nos países da Europa Central e Oriental (>8 na Roménia, Eslováquia, Lituânia) e mais baixa nos países nórdicos (<2 na Suécia, Noruega, Finlândia), com 2,8 na Irlanda (ver Figura 13).

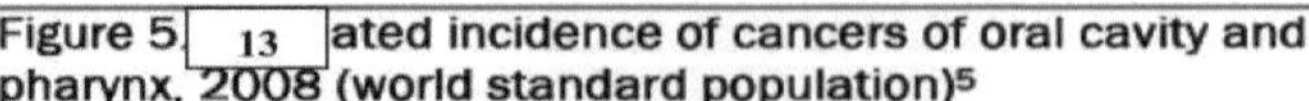
Figure 5 13 ated incidence of cancers of oral cavity and pharynx, 2008 (world standard population)5

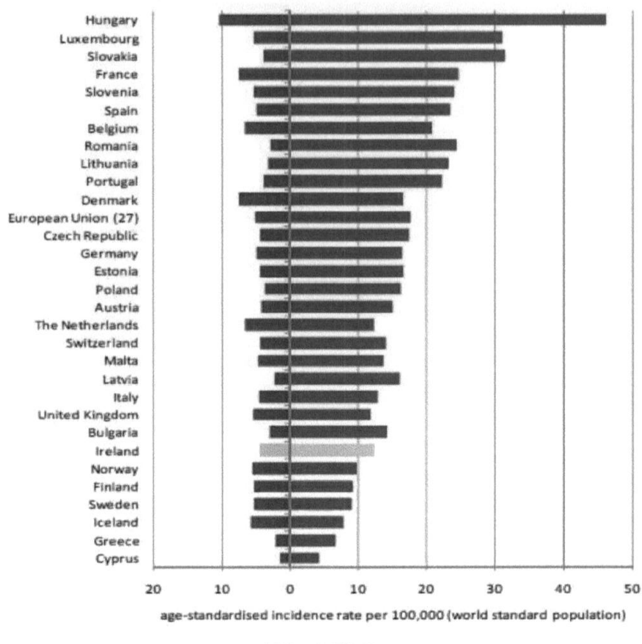

A grande maioria dos casos de cancro oral registados em nove SEER

Os carcinomas de células escamosas da língua foram registados em homens brancos, não hispânicos, com mais de 50 anos de idade. No entanto, desde 1977, as taxas de incidência anual ajustadas à idade mais elevadas têm sido registadas em homens afro-americanos. Além disso, a taxa de incidência do cancro oral (especialmente o cancro da língua) aumentou substancialmente entre 1973 e 1996 entre homens e mulheres brancos com 40 anos de idade, enquanto a taxa de incidência entre homens brancos mais velhos diminuiu substancialmente durante o mesmo período. O cancro do lábio é o único cancro da cavidade oral que diminuiu em proporção a outros cancros da cavidade oral durante o período de 1985-1996, em comparação com a década anterior. Esta diminuição deve-se provavelmente ao aumento da utilização de protectores solares e à diminuição global da exposição solar devido ao êxito das campanhas educativas para reduzir a incidência do melanoma. [75]A constatação de uma taxa de incidência de cancro da cavidade oral ajustada à idade mais elevada e de uma taxa de sobrevivência relativa mais baixa entre os homens afro-americanos do que em qualquer outro grupo é também consistente com relatórios anteriores sobre todos os cancros combinados. Em 1988-92, os homens negros tinham uma incidência de cancro estimada em 560/100 000 em comparação com 469/100 000 para os homens brancos e a taxa de mortalidade por cancro mais elevada de todos os grupos raciais/étnicos (319/100 000). [76]Num relatório recente da American Cancer Society, do NCI e dos Centers for Disease Control and Prevention, os homens afro-americanos eram também o único grupo com uma variação anual percentual mais elevada em todos os cancros combinados. Sabe-se que a elevada percentagem de fumadores de cigarros constitui um risco importante para a saúde dos homens afro-americanos e está provavelmente relacionada com a elevada incidência de cancro oral.

neste grupo populacional. [77]De acordo com os dados do National Health Interview Survey de 1994, 34% dos homens negros referiram ser fumadores actuais, uma percentagem mais elevada do que em qualquer outro grupo racial/étnico. A taxa de sobrevivência relativa a cinco anos dos homens negros com cancro da língua que se tinha espalhado para um local distante no momento do diagnóstico foi de apenas 0,14 na primeira década do programa SEER e de 0,21 em 1985-1996, mas a taxa de sobrevivência relativa foi muito mais elevada para os homens negros diagnosticados com cancro da língua localizado, embora ainda inferior à dos homens brancos e das mulheres negras. Isto sugere que o diagnóstico tardio, provavelmente devido ao fraco acesso a cuidados dentários/médicos, é um dos muitos factores que contribuem para as baixas taxas de sobrevivência relativa entre os homens afro-americanos.[80]

No Reino Unido, 5.410 pessoas foram diagnosticadas com cancro oral em 2007. A incidência mais elevada, tanto em homens como em mulheres, registou-se na Escócia. (Quadro 7)

Quadro 1.1: Apenas 7 r de novos casos e taxas de cancro oral. GRÃ-BRETANHA. 2007

	Inglaterra	País de Gales	Escócia	Irlanda do Norte	REINO UNIDO
Caso					
Homens	2.818	209	464	103	3.594
Mulheres	1.443	119	209	45	1.816
Pessoas	4.261	328	673	148	5.410
Rácio bruto por 100.000 habitantes					
Homens	11.2	14.4	18.7	11.9	12.0
Mulheres	5.6	7.8	7.9	5.0	5.8
Pessoas	8.3	11.0	13.1	8.4	8.9
Taxa normalizada para a idade (europeia) por 100 000 habitantes					
Homens	10.3	12.0	15.8	11.9	10.9
95% Cl	9 9 *10 7*	*104137*	*143172*	9 6 *14.2*	*10511 .2*
Mulheres	4.3	5.6	6.0	4.4	*4.6*
96% Cl	*4146*	4 666	5268	3157	*4348*
Pessoas	7.2	8.7	10.5	7.8	*7.6*
95% Cl	7074	7897	97 *113*	65 *91*	7478

No Reino Unido e na maioria dos outros países, o cancro oral é mais comum nos homens do que nas mulheres. No entanto, no Reino Unido, a proporção entre os sexos diminuiu rapidamente de cerca de 5:1 há cinquenta anos para menos de 2:1 atualmente. O risco de desenvolver cancro oral aumenta com a idade e, no Reino Unido, a maioria dos casos (87%) ocorre em pessoas com mais de 50 anos (Figura 14). No entanto, em algumas regiões de elevada prevalência nos países em desenvolvimento, o cancro oral também é relativamente comum em pessoas mais jovens.

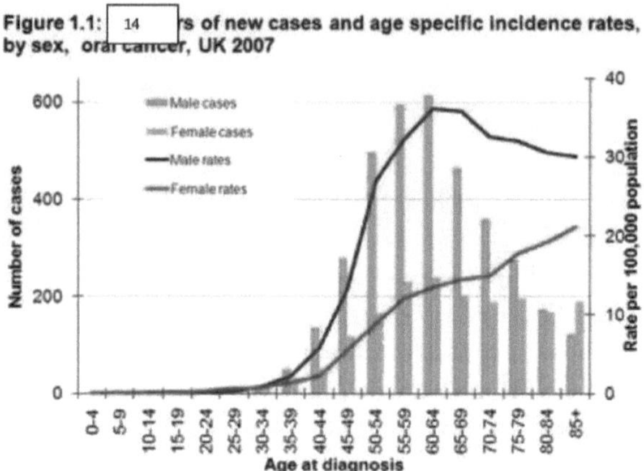

Figure 1.1: 14 **s of new cases and age specific incidence rates, by sex, oral cancer, UK 2007**

A incidência padronizada por idade do cancro da cavidade oral nos homens britânicos manteve-se em cerca de 7 por 100.000 homens entre 1975 e 1989, mas

Desde então, a taxa tem aumentado de forma constante, atingindo 11 por 100 000 em 2007, um aumento de mais de 50% desde 1989. [79]Embora as taxas de cancro oral sejam significativamente mais baixas nas mulheres do que nos homens, a tendência da incidência é semelhante, com um aumento médio de 3% por ano desde 1989. As tendências são apresentadas na Figura 15 .

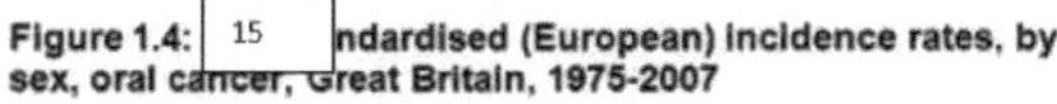
Figure 1.4: 15 ndardised (European) incidence rates, by sex, oral cancer, Great Britain, 1975-2007

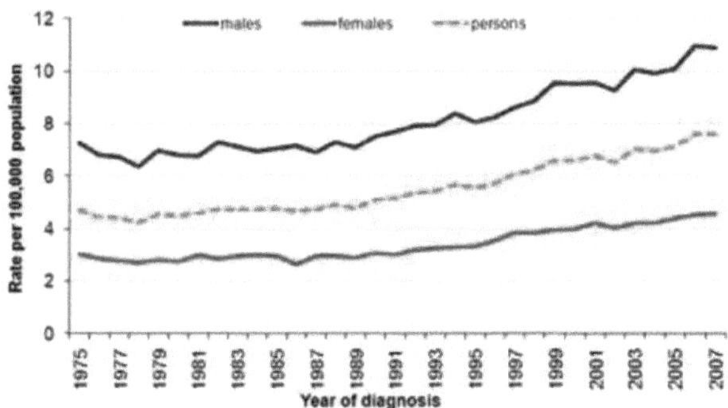

São analisadas as tendências da incidência do cancro oral por grupo etário, Isto resulta em vários padrões, como se mostra a seguir 16 e .

Figure 1.5: 16 ecific incidence rates, oral cancer, males Great Britain, 1975-2007

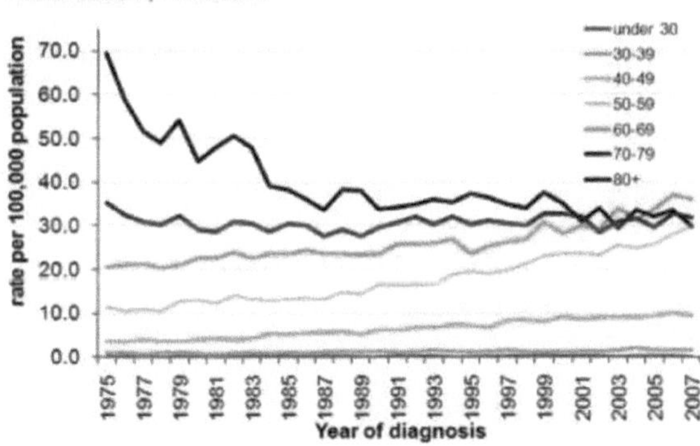

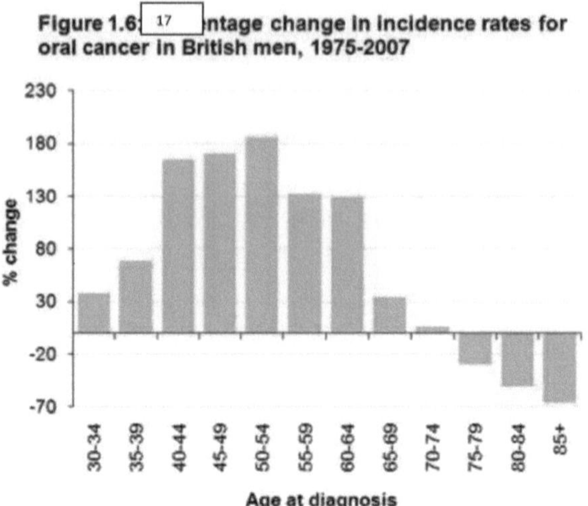

A incidência do cancro oral nos homens com mais de 80 anos diminuiu mais de metade desde 1975, enquanto as taxas nos homens se mantiveram relativamente estáveis na década de 1970. No entanto, a incidência de cancro oral nos homens aumentou acentuadamente nas décadas de 40 e 50. Nos homens com idades compreendidas entre os 40 e os 49 anos, a taxa mais do que duplicou, passando de 3,6 para 9,3 por 100 000, e nos homens com idades compreendidas entre os 50 e os 59 anos aumentou de 11,5 para 29,7. Este aumento de um tipo de cancro que é frequentemente difícil de tratar e que, por vezes, provoca incapacidade e desfiguração é alarmante.[82]

CONCLUSÃO

Conclusão :

Uma pergunta frequente é: "O cancro está a aumentar?". É sabido que o cancro é uma doença que ocorre mais frequentemente com o aumento da idade. Graças à luta contra as doenças transmissíveis, a esperança de vida aumentou, o que significa que uma maior percentagem da população está a desenvolver cancro. O aumento da população relacionado com o crescimento também contribui para o aumento dos casos de cancro. A melhoria da literacia e uma maior sensibilização para a saúde em geral e para o cancro em particular fazem com que cada vez mais pessoas consultem um médico mais cedo. A disponibilidade de técnicas de diagnóstico sofisticadas e melhoradas está a ajudar a detetar tumores que anteriormente passariam despercebidos. A questão é saber se o número de casos de cancro está a aumentar quando estes factores são tidos em conta e se este aumento é estatisticamente significativo.

Uma medida para determinar esse aumento seria analisar as taxas de incidência ajustadas à idade (AAR) ao longo do tempo. Isto poderia ter em conta todos os factores acima mencionados, mas não é obrigatório. No entanto, tal daria algumas indicações sobre a evolução da doença. Uma vez que o cancro é uma doença crónica (e ao contrário das doenças infecciosas), que normalmente tem um longo período de latência e uma evolução bastante prolongada, o número de doentes com cancro pode ser estimado.

Durante a fase clínica, as flutuações de um ano para o outro são pequenas. Por isso, é prática comum nos registos mundiais analisar as taxas quinquenais ao longo de décadas para avaliar o desenvolvimento da RAA ao longo do tempo. Isto daria uma indicação mais clara do desenvolvimento da doença. Estas estimativas facilitariam muito a definição de prioridades e o planeamento de intervenções específicas para a RAA.

Os resultados baseiam-se em dados de seis PBCR, nomeadamente Bangalore, Barshi, Bhopal, Chennai, Deli e Mumbai. Para os PBCR de Bangalore, Mumbai e Chennai, os dados estão disponíveis desde 1982. Por conseguinte, a tendência da anualidade ao longo do tempo refere-se ao período de 24 anos, de 1982 a 2005. Os PBCR de Barshi, Bhopal e Deli tiveram início em 1988, pelo que a tendência ao longo do tempo se refere ao período de 18 anos, de 1988 a 2005. Ao apresentar os resultados relativos a locais anatómicos específicos de cancro, foram excluídos os locais com menos de 10 casos num determinado ano. Isto aplica-se, em particular, aos PBCR em Barshi e Bhopal e a outras zonas de cancro que não as cinco ou seis primeiras no topo.

As seguintes localizações anatómicas foram excluídas do PBCR de Bhopal devido ao seu baixo número. Nos homens, foram excluídos o estômago, o cólon, o reto, o fígado, a leucemia linfática e a leucemia mieloide.

Nas mulheres, foram excluídos o pulmão, o útero, o cérebro, o LNH, a tiroide e a leucemia mieloide. Alguns outros locais no PBCR de Bhopal, como a boca nas mulheres, o esófago nos homens e nas mulheres e o cérebro NS nos homens, têm números na casa dos dez e foram incluídos. Este facto deve ser tido em conta na interpretação dos resultados. Além disso, os dez cancros mais comuns foram geralmente selecionados em todos os registos para mostrar as tendências ao longo do tempo.

Língua :

Homens: Não se registaram alterações nas taxas de incidência ao longo do tempo nos PBCR em Bangalore, Bhopal e Deli. Observou-se uma tendência ascendente em Chennai, enquanto que em Bombaim se registou um declínio. A APC para Chennai foi de 1,3 e para Mumbai de -2,0.

Boca :

Homens: Observou-se uma tendência de aumento do APBC tanto em Deli como em Bombaim. O APBC global para Deli e Mumbai foi de 2,0 e 0,9, respetivamente. O APC para Mumbai foi mais elevado nos últimos anos (1998-2005) (APC: 3,98). Mulheres: Observou-se um declínio nos registos de Bangalore, Deli, Chennai e Mumbai. A APC variou entre -0,8 em Mumbai e -3,2 em Bangalore.

O cancro da cavidade oral é uma preocupação importante em termos de saúde pública, uma vez que o seu desenvolvimento está fortemente ligado ao consumo de cigarros e de álcool e a maioria dos casos poderia provavelmente ser evitada através de uma mudança de comportamento. Além disso, o tratamento deste tipo de cancro (cirurgia e/ou radioterapia) está frequentemente associado a uma perda significativa de função, desfiguração, depressão e redução da qualidade de vida.

Mesmo que as taxas de incidência de cancro específicas por idade se mantenham inalteradas, é já inevitável um aumento acentuado do número absoluto de casos de cancro durante a próxima década e meia deste século, devido ao envelhecimento da população nos países em desenvolvimento. Com o aumento da esperança de vida, a proporção da população indiana em risco de contrair cancro aumentará consideravelmente. Pode presumir-se que, nos próximos anos, a morbilidade e a mortalidade relacionadas com o cancro aumentarão de forma desproporcionada em relação ao crescimento da população. Por conseguinte, há que começar o mais cedo possível a alargar as opções de diagnóstico e tratamento existentes, bem como a prevenção primária dos cancros relacionados com o tabaco. A prevenção do cancro através da redução do consumo de tabaco deve ser uma estratégia importante do programa nacional de luta contra o cancro da Índia. Devem também ser criadas instalações de rastreio do cancro para detetar os principais cancros, como o cancro do colo do útero, da mama e da cavidade oral, numa fase precoce ou pré-cancerosa. O programa distrital de controlo do cancro, que foi iniciado com o objetivo de educar para a saúde, detetar casos em fase inicial e prevenir e aliviar a dor, não resultou em quaisquer actividades substanciais e produtivas.

Em resumo, o cancro tornou-se um problema grave de saúde pública que exige uma ação imediata e de grande alcance por parte de várias agências. O número absoluto de doentes com cancro está a aumentar rapidamente devido ao crescimento da população. Em 2001, registaram-se mais de 800 000 novos casos e prevê-se que este número aumente para 1220 000 até 2016. Isto representa um enorme fardo. As opções de tratamento existentes para combater o cancro, sob a forma de radioterapia, e os recursos financeiros são lamentavelmente inadequados para fazer face aos encargos actuais. Num país como a Índia, onde mais de 80% dos doentes chegam aos centros de tratamento do cancro em fases avançadas da doença e onde existe uma variação geográfica entre os centros de tratamento, é natural que muitos doentes se encontrem em fases incuráveis e nada mais se pode fazer do que tomar medidas para melhorar a qualidade de vida destes doentes e das suas famílias. A única forma de combater este flagelo nestas circunstâncias é através de programas e medidas pragmáticas baseadas na informação científica atualmente disponível e em princípios sólidos de saúde pública.

RECOMENDAÇÕES

RECOMENDAÇÕES

Os estudos epidemiológicos realizados nas últimas décadas forneceram numerosos dados que indicam que o cancro oral é, na maioria dos casos, uma doença auto-induzida. O principal fator de risco é o consumo de tabaco, embora o seu desenvolvimento seja multifatorial.

A incidência do cancro da cavidade oral representa 13-75% de todos os cancros na Índia. Quase 90% dos cancros da cavidade oral na Índia são devidos ao consumo de tabaco. Isto significa que o consumo de tabaco deve ser o primeiro alvo de uma estratégia eficaz de prevenção do cancro oral. A redução do consumo de tabaco já é vista como o maior desafio para a medicina preventiva e a medicina dentária preventiva.

Não há prevenção sem educação. Por conseguinte, deve ser dada grande atenção à educação para a saúde, que deve ser divulgada por todos os meios disponíveis. Os profissionais de saúde em geral e os dentistas em particular desempenham um papel fundamental na prevenção do cancro oral. Sempre que um dentista atende um fumador ou outro tipo de fumador, deve registar a frequência e a duração do hábito, bem como o tratamento clínico, que inclui a cessação tabágica. O facto de os profissionais de saúde fumarem parece reduzir a eficácia do aconselhamento aos doentes para deixarem de fumar.

As medidas mais importantes são - controlo do tabaco - o desenvolvimento de estratégias e programas para promover a prevenção e o tratamento do tabagismo ou de qualquer forma de consumo de tabaco, possivelmente numa base nacional ou internacional. Isto significa

1. a eliminação de todas as formas de publicidade aos produtos do tabaco, incluindo a publicidade indireta e o patrocínio desportivo; deve ser dada especial atenção às campanhas de marketing dirigidas a menores
2. Proibir todos os subsídios e financiamentos públicos aos produtos do tabaco.
3. Aumentar significativamente o imposto sobre o tabaco (os lucros devem ser utilizados para apoiar os programas de controlo do tabaco).
4. Controlo rigoroso da produção de pan-masala e gutta para evitar a adulteração com substâncias cancerígenas conhecidas ou desconhecidas.
5. Restringir o consumo de tabaco e de pan masala em locais públicos e em festivais, também para reduzir o tabagismo passivo.
6. As advertências nas embalagens dos produtos do tabaco e do pan masala devem ser obrigatórias.
7. A venda de produtos do tabaco a menores deve ser proibida.
8. Fornecer um seguro abrangente e disponível de responsabilidade civil privada e pública para o rastreio do cancro oral.
9. Política: Desenvolvimento, implementação e aplicação de leis e regulamentos sobre o tabaco e o álcool, por exemplo

- Restringir o acesso a menores.
- Reforçar a legislação contra o tabagismo, especialmente em locais públicos.

10. Desenvolvimento de materiais de informação e intervenção abrangentes e substanciais sobre o cancro oral que possam ser utilizados pelas pessoas afectadas:

- Prestador de serviços de saúde
- Organizações do sector da saúde
- Grupos de consumidores
- Equipamentos públicos

11. Desenvolvimento e teste de medidas inovadoras de promoção da saúde para incentivar a realização do rastreio de rotina do cancro oral.
12. Faça exames anuais de despistagem do cancro oral por médicos, dentistas, enfermeiros, higienistas dentários, etc.
13. A educação sanitária deve ser transmitida às massas através de vários meios de comunicação, como a televisão, a rádio, os jornais, os filmes, os cartazes, os dramas populares e as séries de conferências. A educação para a saúde pode incluir os seguintes aspectos:

a) Programas de educação anti-tabaco para jovens, incluindo crianças em idade escolar, para os desencorajar a adotar hábitos tabágicos

b) Programas educativos destinados aos actuais consumidores de tabaco para os encorajar, incluindo os seus familiares, a deixar de fumar ou a reduzir o consumo de tabaco.

c) Programas de rastreio do cancro oral a nível comunitário por profissionais dos cuidados de saúde primários para detetar lesões pré-cancerosas e educar as pessoas com essas lesões sobre o consumo de tabaco.

d) As pessoas devem ser informadas sobre os sinais de alerta do cancro oral para que possam fazer o auto-exame e apresentar-se o mais cedo possível para o exame e tratamento necessários.

e) Deve ser sublinhada a importância dos controlos dentários regulares efectuados por um dentista qualificado.

f) Deve ser realçada a importância de uma boa higiene oral e o papel da nutrição na prevenção do cancro oral.

g) As pessoas não estão suficientemente conscientes da importância das diferentes fontes de proteínas, vitaminas, minerais e oligoelementos, de uma dieta equilibrada e da preparação e armazenamento corretos dos alimentos em termos de nutrientes; estes aspectos deveriam, portanto, ser mais realçados. A educação da população sobre saúde geral, nutrição e boa higiene oral, bem como sobre os efeitos negativos de vários hábitos, contribuiria grandemente para reduzir a prevalência do cancro oral.

INVESTIGAÇÃO FUTURA

1. A eficácia de diferentes métodos de implementação de programas de prevenção primária num contexto local.
2. O objetivo era investigar quais os factores que influenciam a participação em programas de rastreio e a taxa de participação individual no programa.

3. Avaliar a eficácia de diferentes métodos de implementação de programas de rastreio do cancro oral em contextos locais.

4. Estudos longitudinais, se possível ensaios clínicos, para investigar o papel do álcool, das infecções virais oncogénicas (papilomavírus humano, vírus herpes simplex, vírus Epstein-Barr), de factores intrínsecos como a dieta e a nutrição, factores hereditários, má higiene oral, influências profissionais, efeitos secundários da medicação e a complexa interação destas influências com ou sem tabaco, incluindo as diferenças entre os sexos, especialmente na Índia

medida que o controlo dos factores de risco do cancro se torna cada vez mais importante, espera-se que a incidência diminua. Embora isto deva acontecer ao longo do tempo, é mais provável que a tendência demográfica de envelhecimento da população conduza a um aumento dos casos de cancro num futuro próximo. À medida que cada vez mais pessoas pertencem aos grupos etários de maior risco, haverá inevitavelmente mais casos de cancro oral. Por conseguinte, poderão decorrer várias décadas antes de se registar um declínio real dos casos.

BIBLIOGRAFIA :

BIBLIOGRAFIA :

1) Sankaranarayanan R. Oral cancer in India: an epidemiological and clinical overview. Oral Surg Oral Med Oral Pathol 1990; 69:325-330.
2) Ko, Y. C., Huang, Y. L., Lee, C. H., Lin, L. M. e Tsai, C. C. A mastigação de betel, o consumo de cigarros e de álcool em relação ao cancro oral em Taiwan. J Oral Pathol Med 1995; 24: 450-453.
3) Swango, A. Philip. Cancros da cavidade oral e da faringe nos EUA - um panorama epidemiológico. J Public Health Dent 1996; 56(6): 309-318.
4) Naseem Shah. Oral cancer in India: aetiological factors and prevention (Cancro oral na Índia: factores etiológicos e prevenção). J. Ind. Dent. Assoc. 1989; 60 (3): 3-6.
5) www.ida.org.in/oralcancer (último acesso em 12/08/11).
6) Weinberg R (1998) A renegade cell: the search for the origins of cancer. Phoenix: Londres.
7) Percy C, Van Holten V, Muir C Classificação Internacional de Doenças para Oncologia 2: Genebra.
8) [th]Classificação Estatística Internacional de Doenças e Problemas Relacionados com a Saúde 10 Revisão da OMS. 1992 OMS: Genebra.
9) Friz A, Percy C, Jack A, Shanmurgaratnam K, Sobin L, Parkin DM, Whelan S (eds) International Classification of Dieases for Oncology. 3ª edição, OMS 2000: Genebra.
10) Moore ST, Pierce AM, Wilson DF "Cancro oral" - o dilema terminológico. Oral Dis 2000; 6:191-193.
11) Bannister LH Sistema nutricional. In: Bannister LH, Berry MM, Collinis P, Dyson M Dussek JE, Fergusson MWJ (eds) Gray's anatomy. Churchill Livingstone: Nova Iorque. 1995 pp.1681-1691.
12) Johnson FR O sistema digestivo. In: Romanes GJ (ed) (1972) Cunningham's textbook of anatomy, 12th Ed. OxfordUniversity Press: Oxford. 1981 pp.411-432.
13) Rosse C, Gaddum-Rosse P (eds) Hollinshead textbook of anatomy 5th Ed. Lippincott-Raven: 1997 Philidelphia. S. 759-762.
14) Cawson RA, Binnie WH, Eveson JW (1995) Oral Disease clinical and pathological correlations 2nd Ed. Mosby-Wolfe: London.
15) Hiiemae KM, Palmer JB Transporte de alimentos e formação de bolus durante sequências completas de alimentação com alimentos de diferentes consistências

iniciais. Dysphagia1999; 14: 31-42.

16) Slootweg PJ, Eveson JW Introdução: Tumores da cavidade oral e da orofaringe. In: Barnes L, Eveson JW, Reichart P, Sidransky D (eds) World Health Organisation classification of tumours. Pathology and genetics of tumours of the head and neck (Patologia e genética dos tumores da cabeça e do pescoço). IARC: Lyon. 2005 p166-167.

17) Publicado pela última vez por JM. A Dictionary of Epidemiology.Oxford University Press: Oxford; 2001 ed.

18) Beck JD Risk revisited. Community Dent Oral Epidemiol 1998; 26: 220-225.

19) Rothman KJ, Keller AZ The effect of joint exposure to alcohol and tobacco on the risk of oral and pharyngeal cancer (O efeito da exposição conjunta ao álcool e ao tabaco no risco de cancro da boca e da faringe). J Chronic Dis 1972; 25: 711-716.

20) Rothman KJEpidemiology of cancers of the head and neck (epidemiologia dos cancros da cabeça e do pescoço). Laryngoscope 1978; 88: 435-438.

21) . Gupta PC, Murti PR, Bhonsle RB Epidemiologia da Cancro causado por produtos do tabaco e a importância da TSNA. CritRev Toxicol 1996; 26: 183-198.

22) IARC Fumo de tabaco. IARC Monographs on the Evaluation of the Cancer Risk of Chemicals for Man; 38. IARC: Lyon. 1986. pp.37-375.

23) IARC Tabagismo e tabagismo involuntário. Monografia do IARC sobre a avaliação do risco de cancro humano; 2004. 83. IARC: Lyon.

24) IARC Hábitos tabágicos, exceto fumar, mascar pastilha elástica e noz de areca e algumas nitrosaminas relacionadas. IARC Sci Publ; 1985. 37. IARC: Lyon.

25) IARC Goma de bétele e noz de areca para mascar e algumas nitrosaminas relacionadas com a noz de areca. IARC Sci Publ; 2004. 85. IARC: Lyon.

26) Shapiro JA, Jacobs EJ, Thun MJ Fumo de charuto entre

Os homens e o risco de morrer de cancro relacionado com o tabaco. J National Cancer Inst; 92 2000: 333-337.

27) Rahman M, Sakamoto J, Fukui T O fumo do Bidi e o cancro oral: uma meta-análise. Int J Cancer 2003; 106: 600604.

28) Scully C Oral squamous cell carcinoma: from the viral hypothesis to

concern about possible sexual transmission. Oral Oncol 2002; 38: 227-234.

29) Mayne ST, Morse DE, Winn DM Cancers of the oral cavity and pharynx (Cancros da cavidade oral e da faringe). In: Schottenfeld D, Fraumeni JF (eds) Cancer epidemiology and prevention, 3rd Ed. Oxford University Press: New York. 2006. pp.674-696.

30) Flaitz CM, Nichols CM, Alder-storthz K, Hicks MJ Carcinoma intra-oral de células escamosas associado à infeção pelo vírus da imunodeficiência humana. Oral Surg, Oral Med, Oral Pathol, Oral Radiol, Endodont 1995; 80: 55-62.

31) Biggar RJ, Rosenberg PS, Cote T, Multistate AIDS/Cancer Match Study Group Sarcoma de Kaposi e linfoma não-Hodgkin após o diagnóstico de SIDA. Int J Cancer 1996; 68: 754-758.

32) Frisch M, Biggar RJ, Goedart JJ Human papillomavirus-associated cancers in patients infected with human immunodeficiency virus and suffering from acquired immunodeficiency syndrome J Natl Cancer Inst; 92 2000: 1500-1510.

33) Treasure E, Kelly M, Nuttall N, Nunn J, Bradnock G, White D Factores associados à saúde oral: Análise multivariada dos resultados do inquérito de 1998 sobre a saúde dentária dos adultos. BDJ 2001; 190: 60-68.

34) Boffetta P, Ye W, Adami H-O, Mucci LA, Nyren O Risco de cancro do pulmão, cabeça e pescoço em pacientes hospitalizados por alcoolismo na Suécia. Br J Cancer 2001; 85: 678-682.

35) Scully C, Sudbo J, Speight PM Avanços na determinação do potencial maligno das lesões orais. J Oral PathMed 2003;32:251-256.

36) Johnson N, Franceschi S, Ferlay J, Ramadas K, Schmid S, MacDonald DG, Bouquot JE, Slootweg PJ Squamous cell carcinoma. In: Barnes L, Eveson JW, Reichart P, Sidransky D (eds) World Health Organisation classification of rumours. Pathology and Genetics of Head and Neck Tumours (Patologia e Genética dos Tumores da Cabeça e do Pescoço). IARC Press: Lyon. 2005 pp.168-175.

37) Jensen OM, Parkin DM, MacLennan R, Muir CS, Skeet RG (eds.) Cancer Registration. Principles and Methods. IARC Sci Publ; 1991.95. IARC: Lyon.

38) Davies T, Williams L Handbook of Cancer Registries. UK Association of Cancer Registries: Cambridge 2004 ed.

39) Izquierdo JN, Schoenbach VJ The potential and limitations of data from population-based state cancer registries. Am J Pub Health 2000; 90: 695-698.

40) Parkin DM The development of the population-based cancer registry (O desenvolvimento do registo de cancro de base populacional). Nature Rev Cancer 2006; 6: 603-612.

41) Bain MRS, Chalmers JWT, Brewster DH Dados recolhidos por rotina em bases de dados nacionais e regionais - um recurso subutilizado. J Public Health Medicine 1997 19: 413-418.

42) Harris V, Sandridge AL, Black RJ, Brewster DH,

Gould A (1998) Statistics of Cancer Registration in Scotland 19861995. ISD Publications Scotland: Edinburgh.

43) Parkin DM, Bray FI International models of cancer incidence and mortality. In: Schottenfeld D, Fraumeni JF (eds) Cancer epidemiology and prevention, 3rd Ed. Oxford University Press: New York.2006. pp.101-138.

44) Muir CS, Boyle P The burden of cancer in Europe (O peso do cancro na Europa). EurJCancer1990; 26: 1111-1113.

45) Dos Santos Silva I. Cancer Epidemiology: Principles and Methods.2006. IARC: Lyon.

46) Rothman KJ, Greenland S.Precisão e validade em estudos epidemiológicos. In: Rothman KJ, Greenland S Modern epidemiology, 2nd Ed. Lippincott-Raven: Philadelphia.1998. pp.115-134.

47) Clayton D, Hills M.Time. In: Clayton D, Hills M (eds) Statistical Models in Epidemiology. Oxford University Press: Oxford.1993. pp.53-62.

48) Waterhouse J, Muir C, Cornea P, Powel J.Cancer incidence in five continents Vol III. IARC Sci Publ; 15; IARC: Lyon. 1976. pp.454-459.

49) Parkin DM, Whelan SL, Ferlay J, Teppo, L, Thomas, DB.Cancer incidence in five continents, Vol. VIII. IARC Sci Publ; 155, 2003. IARC: Lyon.

50) Breslow NE, Day NE.Statistical Methods in Cancer Research, Volume II. The Design and Analysis of Cohort Studies. IARC Sci Publ; 82.1987.IARC: Lyon.

51) Evolução temporal das taxas de incidência do cancro 1982-2005: Registo Nacional do Cancro
(ICMR), Bangalore, 2009.

52) Relatório consolidado dos registos hospitalares de cancro 2006-2008: Programa Nacional de Registo Oncológico (ICMR), Bangalore, 2010.

53) Sanghvi, L. D. and Khanolkar, K. C. M. Smoking and chewing tobacco

in relation to cancer of the upper alimentary tract. *Brit. Med J* 1955 ; 18:1111-1114.

54) Paymaster, J. C. Oral mucosal cancer a clinical study of 650 cases in Indian patients: Krebs 1956; 431-435.

55) Wahi, P. N. The epidemiology of oral and oropharyngeal cancer (A epidemiologia do cancro da boca e da orofaringe). Boletim da OMS 1968; 38: 495-521.

56) Srivastava, S. P. e Sharma, S. C. Cancro da gengiva. Indian Journal of Cancer março de 1968; 24: 89-97.

57) Mehta, S. Fali, Pindborg, J. J., Gupta, P. C. e Daftary, D. K. Epidemiological and histological study of oral cancer and leukoplakia in 50,915 villagers in India. Cancro 1969; 24: 832-849.

58) Jussawalla, D. J. e Deshpande, V. N. Assessment of cancer risk in tobacco smokers and cigarette smokers: an epidemiological evaluation (Avaliação do risco de cancro em fumadores de tabaco e fumadores de cigarros: uma avaliação epidemiológica). Cancro 1971; 28 (1): 244-252.

59) Reddy, C. R. R. M., Rajani Kameshwari, V. e Raju, M. V. S. Carcinoma do palato na região de Visakhapatnam. Indian Journal of Cancer junho de 1971;31: 84-90.

60) Malaowalla, A. M., Silverman, Sol, Jr, Mane, N. J., Billimoria, K. F. e Smith, W. Lowell. Oral cancer in 57,518 industrial workers in Gujarat, India - a prevalence and follow-up study. Cancro 1976; 37: 1882-1886.

61) Instituto de Oncologia do Kidwai Memorial. Todos os anos Relatório do registo hospitalar de cancro: KMIO 1998.

62) Naseem Shah . Cancro oral na Índia: Etiologia Factores e prevenção. J. Ind. Dent. Assoc. 1989; 60 (3): 36.

63) Sankaranarayanan R. Oral cancer in India: an epidemiological and clinical overview. Oral Surg Oral Med Oral Pathol 1990; 69:325-330.

64) Datta, K., Saha, R. K. e Chakrabarti. Um estudo simples para avaliar o risco de cancro da cavidade oral: uma abordagem prática no contexto indiano. J Indian Med Assoc. 1997 Mar; 95(3): 70-71.

65) Rao, D. N., Ganesh, B., Rao, R. S. and Desai, P. B. Risk assessment of tobacco, alcohol and diet in oral cancer - a case-control study. Int J Cancer 1998; 77(3): 341-346.

66) Gupta, P. C. Oral cancer in India: a new epidemic? Indian Med Assoc.

1999 Sep; 97(9): 370-375.

67) Notani,P.N. Global variation in cancer incidence and mortality. Current Science 2001 Sep; 81, No.5,10.

68) Mehrotra, R., Singh, M., Kumar, D., Pandey, A. N,

Gupta, R. K. and Sinha, U. S.Age-specific incidence rates and pathological spectrum of oral cancer in Allahabad. Indian J Med Sci 2003 Sep; 57(9): 400-404.

69) Sunny L, Yeole BB, Hakama M, Shiri R, Sastry PS, Mathews S, Advani SH. Asian Pac J Cancer Prev. 2004 Jul-Set;5(3):294-300.

70) Satyanarayana.L, Asthana.S, Sharma K.C. Trends in the cumulative lifetime risk of developing tobacco-related cancer in India between 1982 and 2000 Indian Journal OfMedical & Paediatric Oncology Vol. 28 No 2, 2007.

71) Yeole BB. Trends in the incidence of head and neck cancer in India (Tendências na incidência do cancro da cabeça e do pescoço na Índia). Asian Pac J Cancer Prev.2007 Oct-Dez;8(4):607-12.

72) Sherin N, Simi T1, Shameena PM, Sudha S. Mudança de tendências no cancro oral. Indian Journal of Cancer julho-setembro de 2008 Volume 45 Número 3 93-96.

73) Swaminathan R, Shanta V, Ferlay J, Balasubramanian S, Bray F, Sankaranarayanan R. Trends in cancer incidence

na cidade de Chennai (1982-2006) e previsões a nível nacional para

Encargos futuros em Tamil Nadu (2007-16). Natl Med J India. 2011 Mar-Abr;24(2):72-7.

74) Relatório consolidado dos registos hospitalares de cancro 1999-2001: Programa Nacional de Registos de Cancro (ICMR), Bangalore, 2001.

75) La Vecchia C, Franceschi S, Levi F, Lucchini F, Negri E. Nutrição e cancro da cavidade oral humana na Europa. Oral Oncol EurJCancer 1993;1:17-22.

76) Tendências do cancro N.º 10 Cancros da cabeça e do pescoço julho de 2011, *www.ncri.ie,* Registo Nacional de Cancro 2011.

77) . Parker SL, Johnston-Davis K, Wingo PA, Ries LAG Heath CW Jr. Estatísticas do cancro por etnia e etnicidade. CA CancerJClin 1998;48:31-48.

78) Wingo PA, Ries LAG, Rosenberg HM, Miller DS, Edwards BK. Cancer incidence and mortality 1973-1995, Cancer 1998;82:1197-207.

79) Centros de Controlo e Prevenção de Doenças. Cigarette Smoking in Adults - USA, 1994 Morb Mortal WklyRep 1996;45:588-90.

80) Shiboski CH, Shiboski SC, Silverman S Jr. Trends in oral cancer rates in the USA, 1973-1996 Community Dent Oral Epidemiol. 2000 Aug;28(4):249-56.

81) Equipa de Informação Estatística, CR-UK. 2004.

82) http://info.cancerresearchuk.org/cancerstats/types/oral/ Presença (acedido pela última vez em 29.2.12).

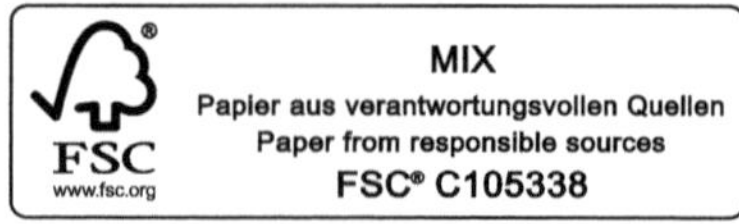

Printed by Books on Demand GmbH, Norderstedt / Germany